Chic 嬉.生活

調味料瘦身法

兩週重整「易胖味覺」！
日本保健師教你三餐吃飽又燃脂

１日１杯でデブ味覚をリセット！やせ調味料ダイエット

松田理惠（松田リエ）　著
涂紋凰　譯

前言
瘦不下來是因為你的調味料！

大家好。我是保健師・減重講師松田理惠。冒昧問個問題，各位覺得該怎麼做才能減重呢？控制飲食？還是困難的肌力訓練？這些答案都不對。如果想減重，請先從好好吃飯開始。

認為「咦～吃飯怎麼可能會瘦？」的人，我很了解你的心情。因為我以前也曾經挑戰過各種減重方法，不斷在挫折中反覆，是個萬年減重人。減醣、斷食、吃某種食物等各種減重法，我都一一嘗試過，但是每一種都慘敗！人類的身體只要攝取食物的量減少，就會呈現飢餓狀態，更容易積極累積脂肪。結果造成只吃一點也不會瘦，反而還變胖，把身體打造成容易堆積脂肪的易胖體質。然而，只要確實吃飯讓全身攝取營養，身體就不會過度囤積脂肪。

話雖如此，總是吃一些油膩的拉麵或漢堡、摻有大量砂糖的甜點，當然無法減重。重點不在「飲食的量」，而是需要重新審視「飲食的質」。而飲食的品質，關鍵就在於決定料理口味的調味料。

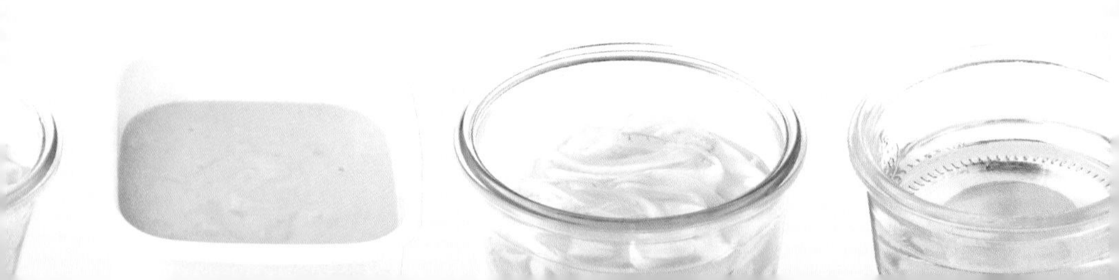

本書介紹的調味料瘦身法，不需要減少飲食的量，想吃的東西也不需要忍耐。我們要做的事情，只有把平時使用的調味料換成本書介紹的「有助減重的調味料」＝「易瘦調味料」。每天一碟，就能逐漸改變易胖的味覺。

只要把調味料換成易瘦調味料就能讓身體產生變化，讓體重明顯下降，真的很不可思議。具體會發生什麼變化，我會在本書中詳細說明。如果真的想瘦下來，請放棄不吃東西的減重方式，靠調味料瘦身法打造一輩子都不會復胖的纖瘦體型吧。

但願本書能為那些對體型感到自卑的人開啟一扇門，通往明亮的未來……！

松田理惠

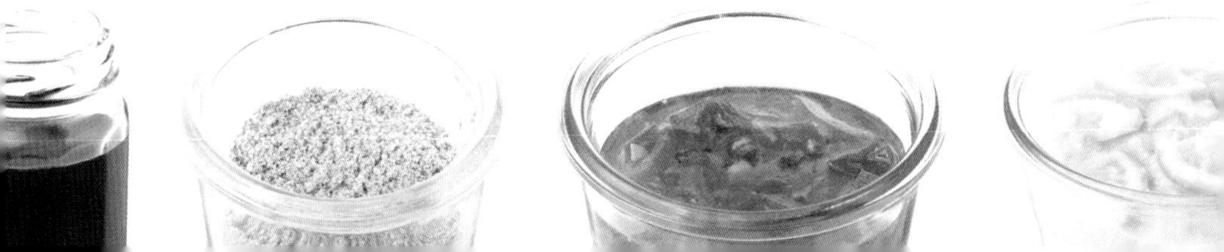

打開身體的
「易瘦開關」

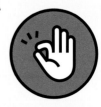

改變調味料就能瘦的原因

為什麼比起飲食，更應該重新審視調味料呢？

本文針對「調味料瘦身法」的五個瘦身效果詳細解說。

1

矯正味覺

如果總是吃重口味的食物，舌頭的味覺細胞就會變得遲鈍。味覺不敏感，就會想吃口味更重的料理，人也會變得越來越胖，陷入惡性循環。只要使用擁有食材原味的易瘦調味料，就能讓失衡的味覺回歸正常，清淡的調味也能獲得滿足。

2

控制食慾

味覺也具有控制食慾的功能。因此，味覺遲鈍就會讓你怎麼吃都不滿足，造成過量飲食。使用易瘦調味料讓味覺恢復正常，就能抑制暴走的食慾，不需要特別努力也能自然而然地瘦下來。

5

能夠輕鬆維持下去

忍耐是減重的大敵。調味料瘦身法不需要勉強自己限制飲食或運動，所以能夠輕鬆維持下去。用手邊的食材就能製作調味料，只要一次做好存放起來，料理的時候也可以省下不少時間。

3

攝取後能燃燒脂肪

持續過度控制飲食，讓身體處於飢餓狀態，反而容易囤積熱量。而且，肌肉量減少會導致基礎代謝降低。調味料瘦身法並非讓飲食減量，而是確實攝取身體需要的營養素，保持基礎代謝不降低，就能輕鬆燃燒脂肪。

4

讓細胞變乾淨

市售的調味料含有許多「添加物」、「反式脂肪」、「白砂糖」、「氧化的劣質油」，這些東西都會傷害細胞，導致代謝變慢。不使用這些添加物，換成易瘦調味料，就能讓細胞變乾淨，提高減重的效果。

你是不是易胖味覺？

調味料瘦身法
Check List

	Yes	No
✓ 每天都會吃零食	☐	☐
✓ 零食一旦開封，就會一個人吃完整袋	☐	☐
✓ 每餐都會吃餐後點心	☐	☐
✓ 喜歡重口味的料理！	☐	☐
✓ 每個禮拜都會想吃一次披薩或速食	☐	☐
✓ 通常會在做好的料理裡添加調味料	☐	☐
✓ 覺得水沒有味道，所以不常喝	☐	☐
✓ 白飯沒有撒香鬆就沒辦法吃	☐	☐
✓ 沙拉沒有醬汁就不吃	☐	☐
✓ 每天會喝一次果汁等甜味飲料	☐	☐
✓ 原味優格如果沒加糖就無法入口	☐	☐
✓ 不管是什麼料理都會加美乃滋或醬料	☐	☐
✓ 如果有鹽味或醬汁兩種口味，通常都會選醬汁	☐	☐
✓ 每週會吃(或想吃)一次罐頭食品	☐	☐
✓ 經常吃or不知道為什麼就是想吃甜口味的麵包	☐	☐
✓ 不太咀嚼就吞嚥食物	☐	☐
✓ 經常在超市買現成的熟食	☐	☐

YES的數量……

- 3個以下 ☞ 味覺正常
- 3～10個 ☞ 味覺可能已經開始混亂……
- 10～12個 ☞ 「易胖味覺」預備軍
- 13個以上 ☞ 確定是「易胖味覺」

來確認符合的數量吧！

肥胖的元凶在於「味覺」！減重的第一步就是重整易胖味覺

在右邊的清單中有多項符合的人，很有可能就擁有喜歡吃易胖食物的「易胖味覺」！「易胖味覺」的人對甜味、鹹味、酸味、苦味等味道的感知能力遲鈍，所以味覺無法正常運作，一般的調味無法滿足味蕾。另外，味覺也有控制食慾的功能，所以人一旦變成「易胖味覺」就無法控制食慾，往往會吃過量。

因此，減重的第一步，就是重新檢查廚房和冰箱裡面的各種調味料，讓味覺回歸正常。感知味覺的細胞，大約兩週就能重生，所以只要斷絕重口味或甜味兩週，味覺和食慾就能回到正常的狀態。

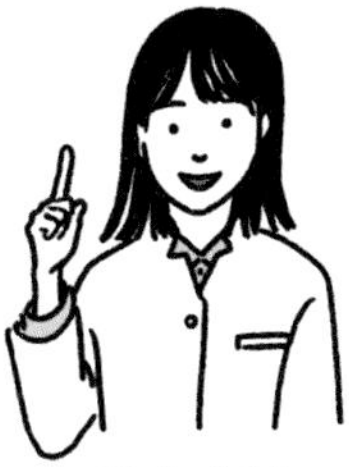

Rie's Advice

味覺恢復正常之後，以前無法忍住的想吃甜食的慾望，就能不可思議地得到控制。你就當作被騙兩週，嘗試看看調味料瘦身法吧！

My Diet History

只要改變調味料，
不需要努力也能獲得
易瘦體質！

我的減重歷程

因為我的工作是減重講師，所以經常被大家認為天生就瘦，但其實我從小就肉肉的，一直對自己的外表感到苦惱。在不斷重複極端節食與復胖之後，我因此出現皮膚乾燥、貧血、嚴重便祕等困擾。我之所以能夠改變，是因為在距今十年之前，從護理師轉換跑道成為預防醫療的保健師。因為工作的關係學習了營養學和身體的運作機制，終於了解減重不應該減少飲食的量，而是應該改變飲食的質。

我的第一個行動是徹底查看食品的成分標示。結果

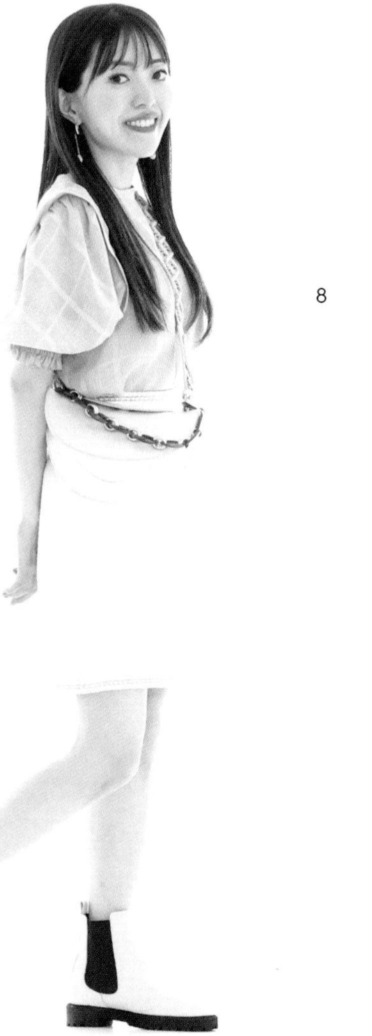

After

體重 41kg　體脂率 21%

發現以前認為很健康的無油醬料，其實摻雜了很多糖、劣質油以及食品添加物。我了解到吃這樣的東西不可能變瘦，所以在自己的調查下換成對身體好的調味料，大概經過兩週，味覺就變得敏感！之前覺得很普通的調味，我會覺得味道很重，更不可思議的是，不太會有吃甜食的慾望了。

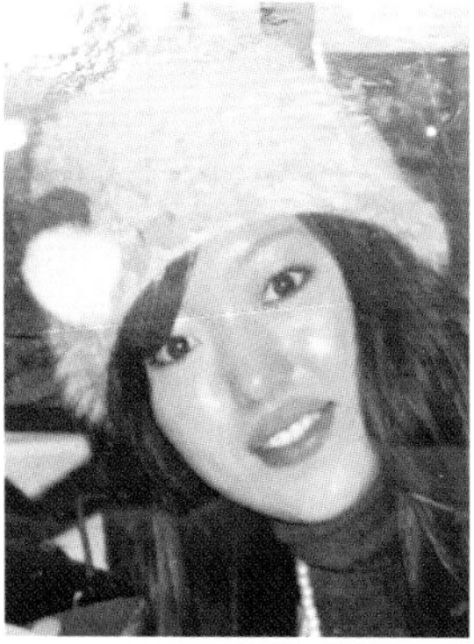

學生時期經常外食，臉和身體常常腫脹

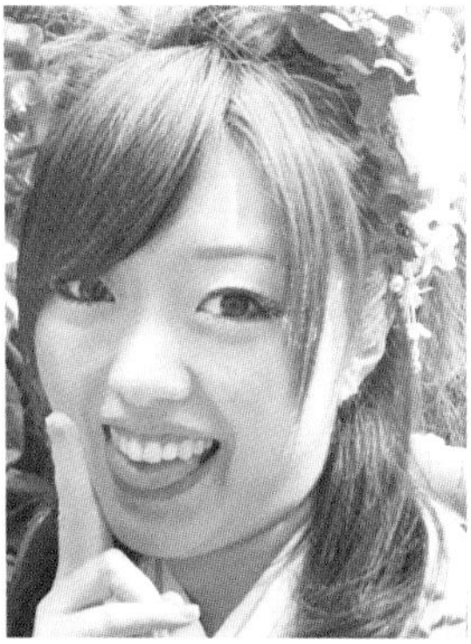

大學畢業典禮的紀念照，當時是我人生最高峰的體重……

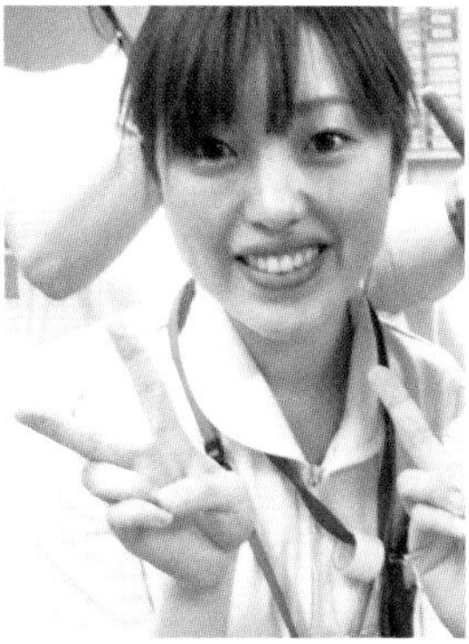

當護理師的時候生活不規律，每天只在意自己飲食的量

Before

體重 53 kg　體脂率 31%

【肥胖時的飲食範例】

早餐
- 吐司
- 含糖咖啡歐蕾

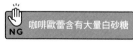

NG 咖啡歐蕾含有大量白砂糖

午餐
- 速食杯麵

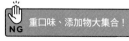

NG 重口味、添加物大集合！

晚餐
- 即食咖哩

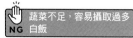

NG 蔬菜不足，容易攝取過多白飯

PART 1

轉換成肉眼可見的瘦子體質！

魔法般的易瘦調味料

PART 2

加速減重

易瘦調味料應用食譜

PART 3

認真吃也不會胖！

以調味料重整飲食習慣

- 食譜上的分量，1 大匙 = 15ml、1 小匙 = 5ml
- 作法中的步驟已省略洗菜、削皮等事前準備工作
- 醬油為「濃口醬油」、醋為「蘋果醋」、味醂為「本味醂」，食鹽使用的是「海鹽」
- 微波爐基本上使用 600W。瓦數會因機種而有所不同，請視狀況調整
- 保存自製調味料時，請使用以熱水、酒精消毒過的乾淨容器盛裝

PART 1

轉換成肉眼可見的瘦子體質！

魔法般的易瘦調味料

一邊享受美食一邊調整「易胖味覺」！

一旦下定決心要減肥，人往往會先從減少食量開始下手，但如果想要一輩子都擁有漂亮的身體曲線，減少食量會有反效果！擁有易胖味覺的人，大多連自己的食慾都無法控制，勉強減少食量反而會累積壓力，在反彈之下暴飲暴食。而且，減少食量會讓身體處於飢餓狀態，身體會積極地以囤積脂肪的方式儲存能量。

瘦身的大忌就是太過努力。從可以實踐的一小步開始，慢慢讓身體轉換成減重模式吧！首先，第一步就是重新設定味覺。重設的方法非常簡單，只要儲備左邊的三種易瘦調味料，在做菜時使用或當作醬汁即可。剛開始可能會覺得味道不夠，但是如第7頁提到的，感知味覺的細胞會在二週內更新，請務必一邊感受味覺的變化，嘗試用一天一碟的方式執行兩週。

魔法般的易瘦調味料

1　燉煮味醂

☞P16

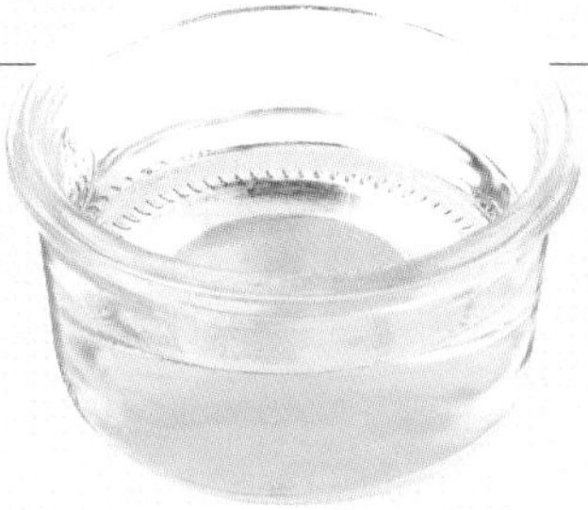

燉煮本味醂之後會呈現糖漿狀。可以當作砂糖的替代物，在料理中增加甜味。和其他的甜味劑相比，這種作法煮出來的糖漿屬於低 GI 值食物，餐後血糖上升幅度小，不容易變胖。

2　醋漬洋蔥

☞P20

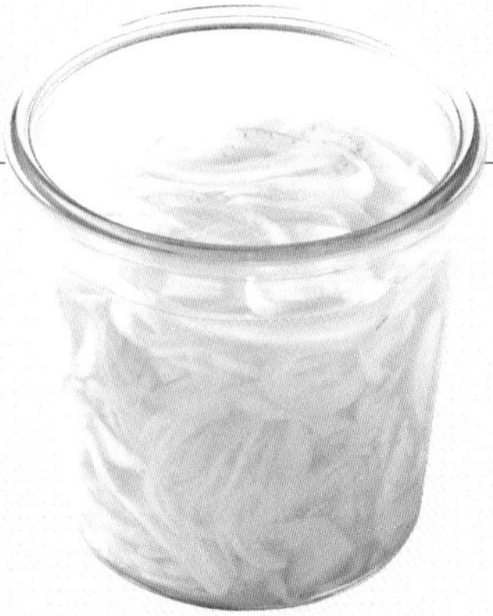

在醋和寡糖混合的調味液中浸泡洋蔥絲，可以抑制血糖上升、燃燒脂肪，有助於減重。除此之外還能整腸、消便祕，屬於萬能醬料。

3　味噌優格

☞P24

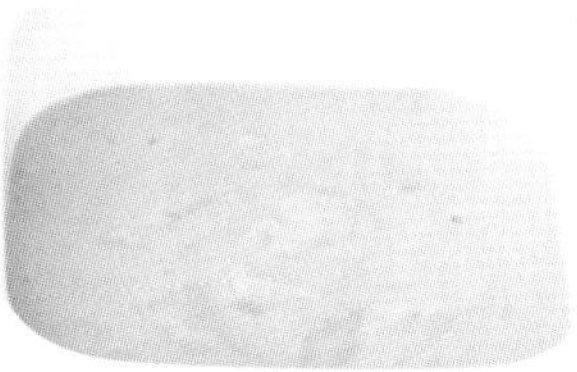

靠味噌與優格的發酵能力，達到預防或改善便祕的目標。而且還可以提升免疫力、促進脂肪燃燒等，對減重有很好的效果。像醋漬洋蔥一樣，可以用在沙拉的醬汁或者魚類、肉類料理。

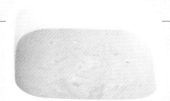

燉煮味醂

用溫和的甜味脫離「砂糖中毒」！
幫助你找回敏感味覺的調味料

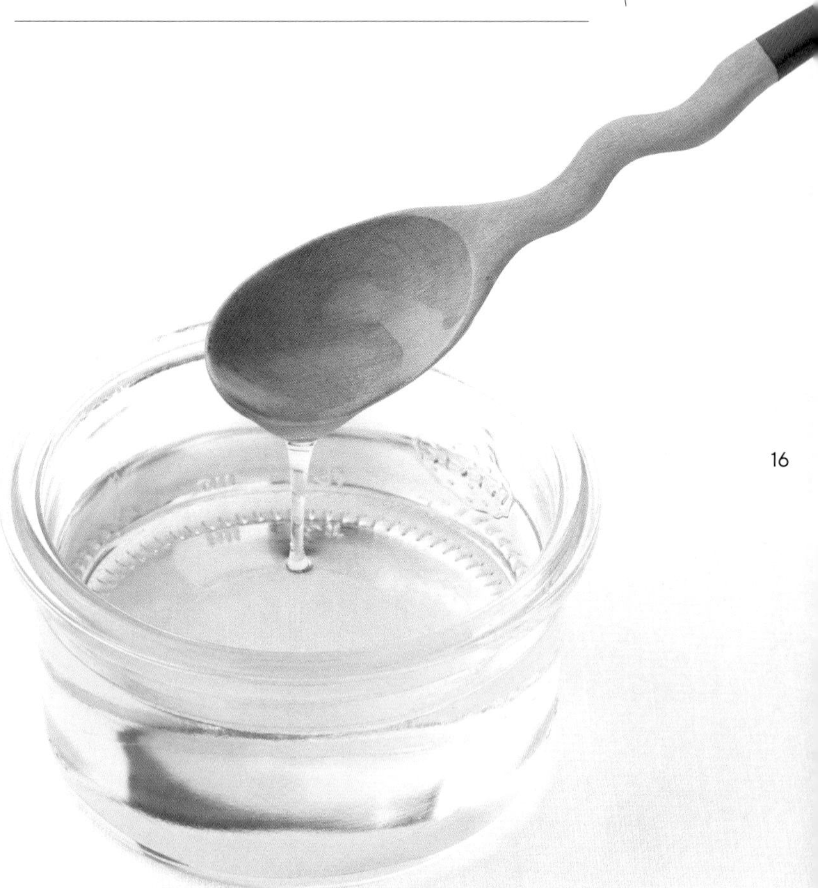

最適合無法戒甜食的人！

幫助你從易胖味覺變成易瘦味覺

代替砂糖使用！充滿甘甜的最強調味料

燉煮味醂是把本味醂煮到收乾之後呈現糖漿狀的調味料，其特徵就是優雅的甜味。因為沒有特殊香氣，所以適合搭配任何料理。代表飯後升糖指數的GI值也很低，所以屬於不容易形成脂肪的糖。

除了可以代替砂糖用在料理中，也可以加入咖啡或紅茶當作糖漿使用，或者搭配優格一起吃，想要添加一點甜味的時候最合適。不過，燉煮味醂仍然是糖，千萬不能攝取過量。另外，標示為味醂風味調味料的商品只是與味醂相似，其實完全不同，成分大多含有容易發胖的葡萄糖、水飴等添加物，所以一定要選擇本味醂。

燉煮味醂的功效

- ☑ 抑制血糖值
- ☑ 提升代謝和肌力
- ☑ 恢復疲勞
- ☑ 促進排除老廢物質

試著製作

燉煮味醂吧！

食　材（140g）

本味醂……200g
（非味醂風味調味料的產品）

本味醂的原料是蒸熟的糯米、米麴、燒酒（酒精），成分非常簡單。燉煮之後就能感受到米的甘甜。

保存時間

冷藏 2～3 天

因為酒精會被蒸發，所以保存不易，不能放在常溫，一定要冰冷藏並且盡快用完。

作　法

1 在小鍋中加入**味醂**，以偏弱的中火煮到酒精蒸發後 3～4 分鐘。

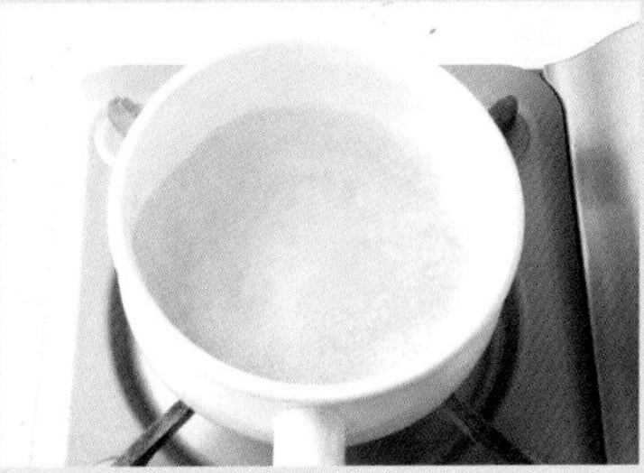

2 待量減少至 140g 左右就關火放涼，移至保存容器中。冷卻後就會變得濃稠，所以剛開始不像蜂蜜那樣有黏稠度也沒關係。

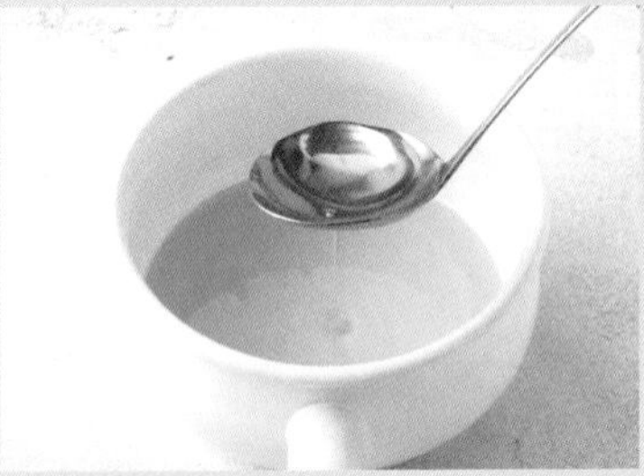

用微波爐也能輕鬆製作！

把味醂倒入耐熱容器，不要用保鮮膜封住，直接用微波爐（600W）加熱 7～8 分鐘也能完成。

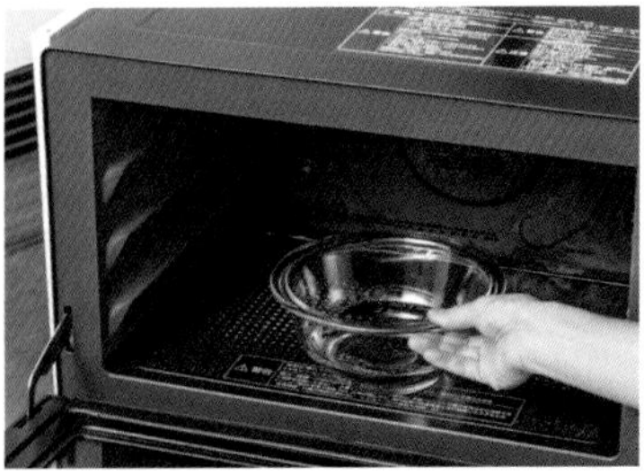

推薦的應用方法

淋在吐司上

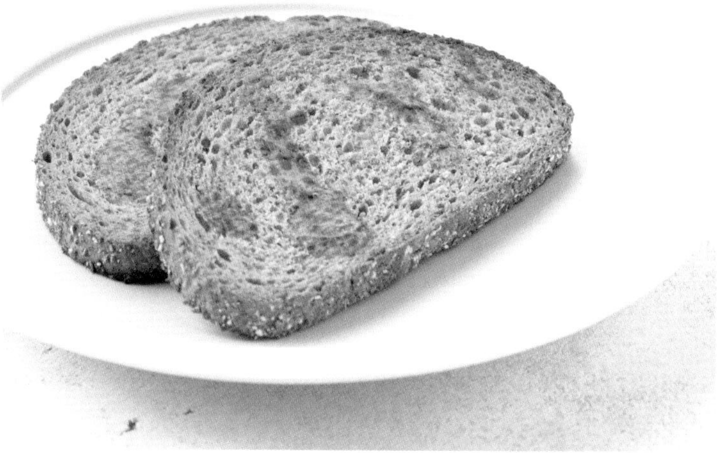

因為沒有特殊味道，所以也可以淋在全麥麵包上。兩者都是低 GI 的食物，可以組成血糖不容易升高的麵包組合。

加入飲料裡

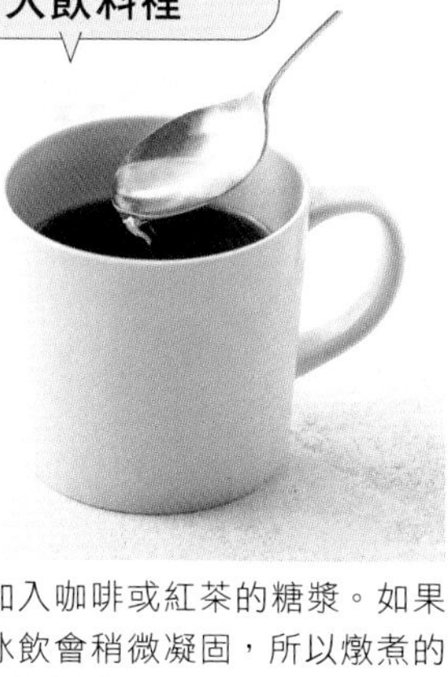

代替加入咖啡或紅茶的糖漿。如果碰到冰飲會稍微凝固，所以燉煮的時候不要煮過頭。

淋在優格或冰淇淋上

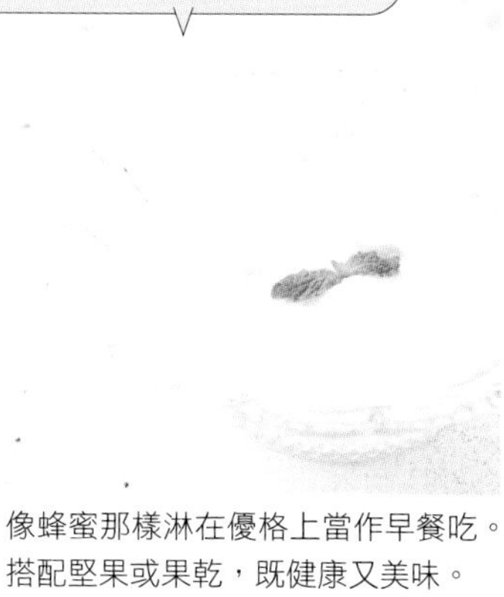

像蜂蜜那樣淋在優格上當作早餐吃。搭配堅果或果乾，既健康又美味。

醋漬洋蔥

在食材的相乘效果下燃燒脂肪！
每次吃都能把身體導向易瘦體質

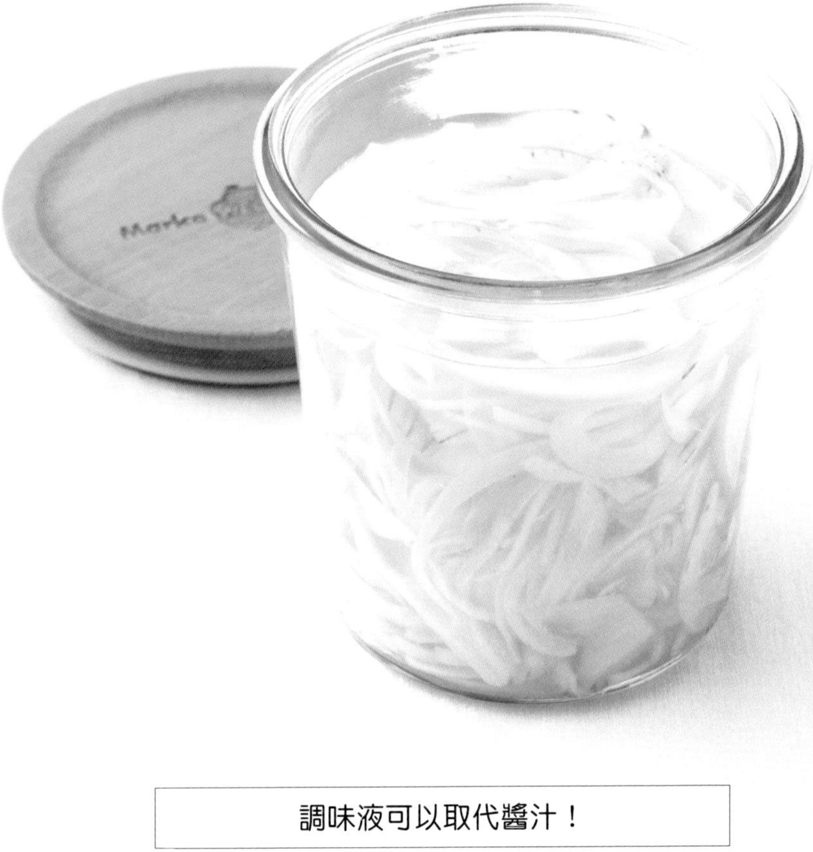

調味液可以取代醬汁！

洋蔥可以當作配料

血流暢通，由內而外紅潤美麗！但願能再受矚目的「可以直接吃的調味料」

以前「醋漬洋蔥」曾經流行過一陣子。在醋中加入寡糖等甜味製作成調味液，再浸泡切成細絲的洋蔥就完成，作法非常簡便又對健康非常有益，所以曾經廣受矚目。

有助於血流暢通，預防引起生活習慣病的動脈硬化以及改善高血壓、糖尿病。除此之外，洋蔥中含有槲皮素，能抑制脂肪吸收，醋當中含有的醋酸可以促進脂肪分解，能夠打造出容易燃燒熱量的身體。另外，洋蔥中的寡糖也有整頓腸內環境、改善便祕的效果。這種調味料只流行一陣子就被大家遺忘，實在很可惜。請做成常備調味料，並且積極攝取吧！

醋漬洋蔥的功效

- ☑ 暢通血流
- ☑ 燃燒脂肪
- ☑ 改善腸道環境
- ☑ 預防並改善高血壓、糖尿病

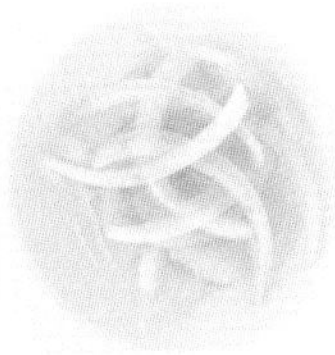

試著製作
醋漬洋蔥吧！

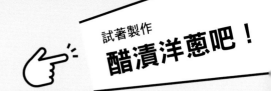

食　材（方便製作的量）

洋蔥……2 顆
蘋果醋……400ml
（沒有的話，用一般的醋也可以）
寡糖……1 又 1/2 大匙

洋蔥可以當成食材，調味液的醋可以當作醬汁使用。

保存時間

冷藏 7～10 天

醃漬之後洋蔥的辛辣成分會漸漸釋出，所以建議做好之後第二、三天再開始食用。

作　法

1 **洋蔥**剝皮，沿著纖維方向薄切。

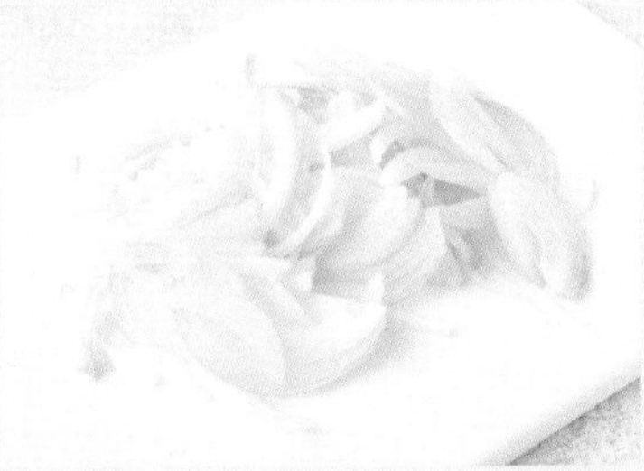

2 在保存容器中加入**所有食材**，靜置冰箱中醃漬一個晚上。

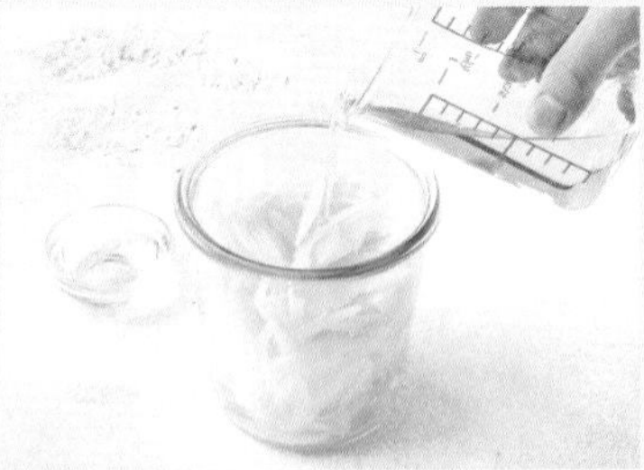

洋蔥的切法可以按照個人喜好

也可以把洋蔥切碎或磨成泥攪拌在一起。這樣能和調味液充分混合，不僅能大量攝取蘋果醋，用途也更廣。

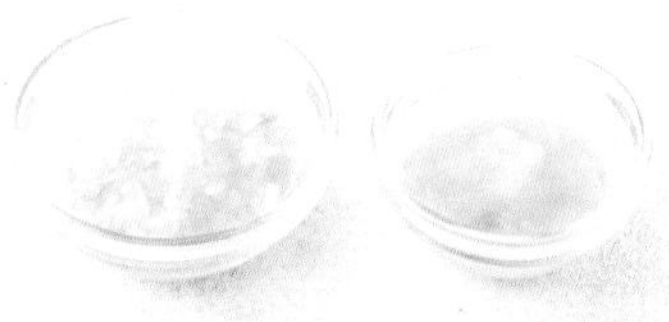

推薦的應用方法

當作清爽的佐料！

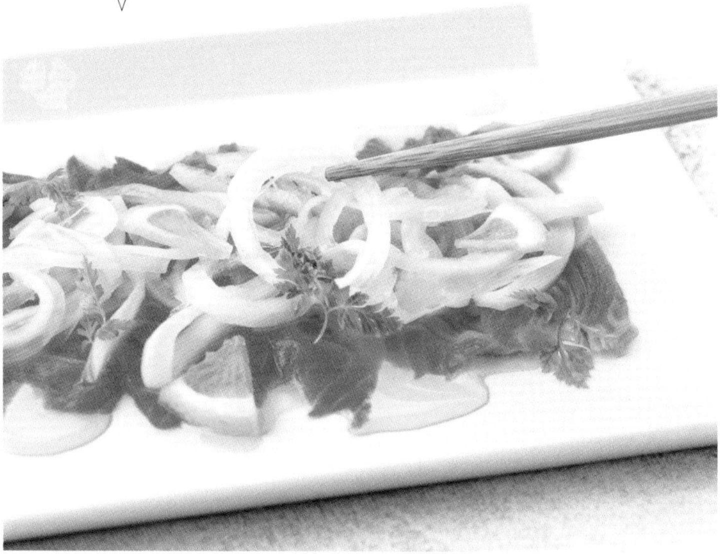

生鮭魚、海鮮搭配香草等，就是一道義式生魚片。加上洋蔥更有口感。和蒸熟的雞肉或者即食雞肉也很搭。

超快速沙拉

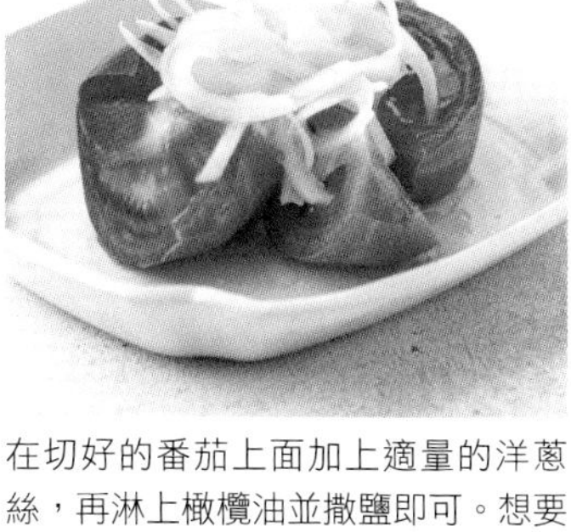

在切好的番茄上面加上適量的洋蔥絲，再淋上橄欖油並撒鹽即可。想要快速出菜的時候可以當作一道配菜。

與黏黏的納豆搭配

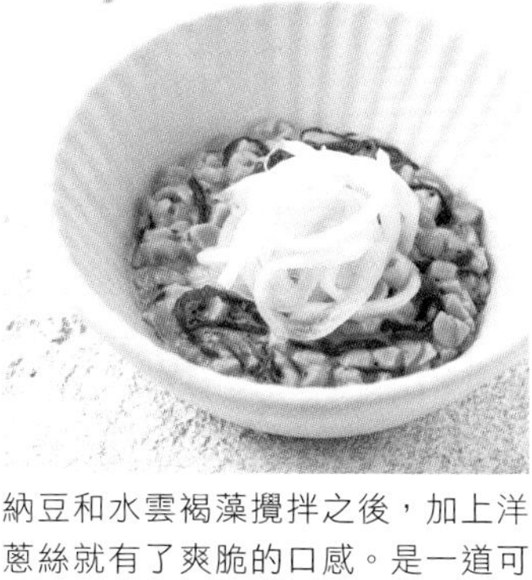

納豆和水雲褐藻攪拌之後，加上洋蔥絲就有了爽脆的口感。是一道可以減緩吸收糖分的料理。

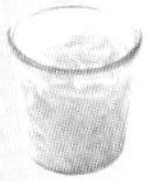

味噌優格

用味噌和優格的 W 乳酸菌增加益生菌群！
兼具鹹味、甜味和滑順的口感，非常方便使用

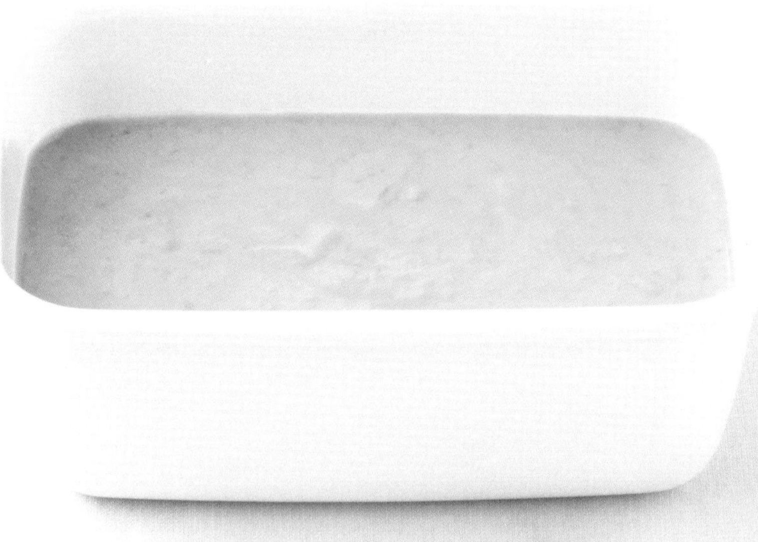

乳酸菌可以讓肉類和魚類更有水分更柔軟

也可以當作醬料淋在沙拉上！

培養易瘦菌，調整腸道環境
打造循環良好的身體！

味噌和優格當中含有乳酸菌，可以增加腸道中的益生菌，調整腸內環境，具有改善便祕、提升免疫力、燃燒脂肪等瘦身功效。而且，乳酸菌等發酵菌類，在同時攝取兩種發酵食品時可以得到加乘效果，效力會更加提升！這次結合和優格很搭的味噌，但其他發酵食品只要互相搭配也可以得到相同效果，所以請盡量嘗試各種發酵食品吧。

味噌優格只要以1：2的比例混合味噌與優格即可，隨時都可以輕鬆製作。加入少量的寡糖，會讓乳酸菌和酵母都更加活化。

味噌優格的功效

- ☑ 預防並改善便祕
- ☑ 提升免疫力
- ☑ 燃燒脂肪
- ☑ 美肌效果

試著製作
味噌優格吧！

食　材（方便製作的量）

原味優格……100g
綜合味噌……50g

保存時間

冷藏1週

醃漬肉類或蔬菜時，一天就可以有淺漬的效果，二、三天就能確實入味。如果要直接用的話，建議製作能用完的量。

作　法

1 準備1：2的味噌和優格。

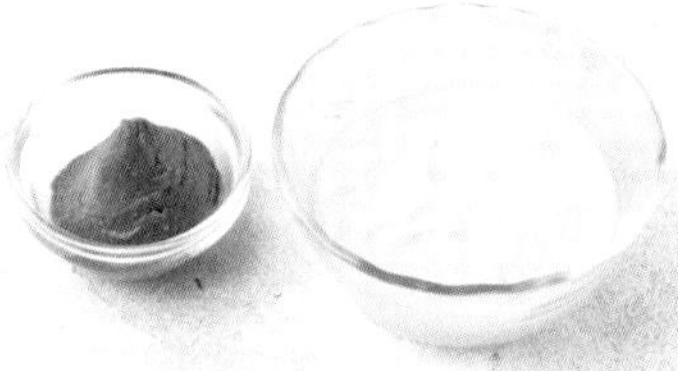

2 用料理刮刀分次攪拌，讓食材整體均勻融合。

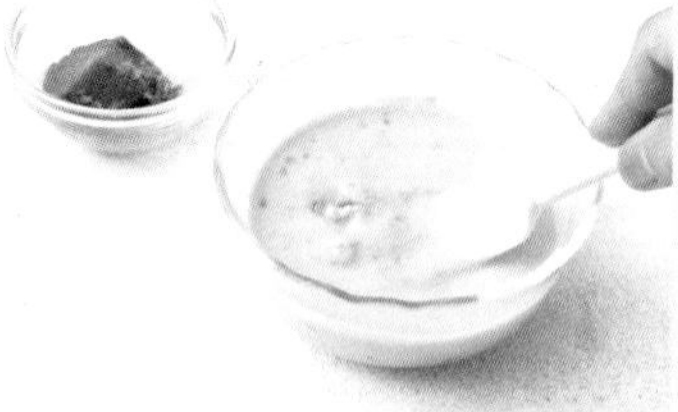

靠寡糖提升功效！

加入少量寡糖一起攪拌，就能讓味噌和優格的乳酸菌和酵母更有活性。

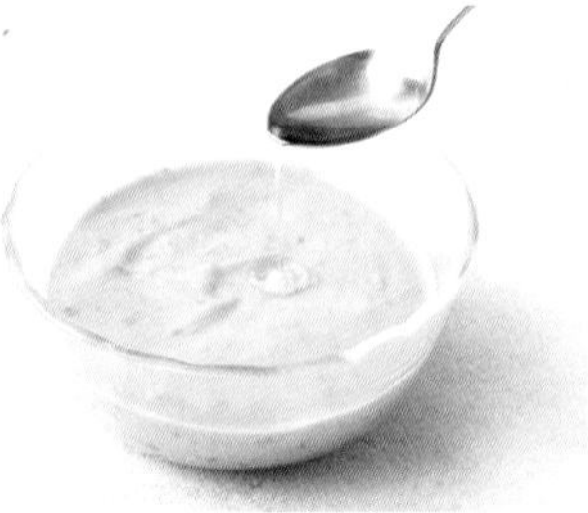

推薦的應用方法

米糠醃漬風味

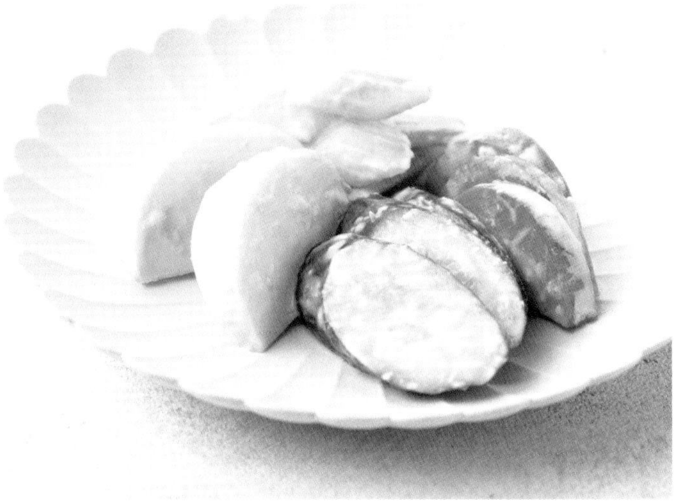

可以像溫和的米糠醃漬菜那樣直接吃，當作清口小菜。用味噌優格醃漬小黃瓜、紅蘿蔔、蕪菁、西洋芹等喜歡的蔬菜一到三天。每種蔬菜都放少量在密封保鮮袋裡醃漬即可。

煮味噌湯

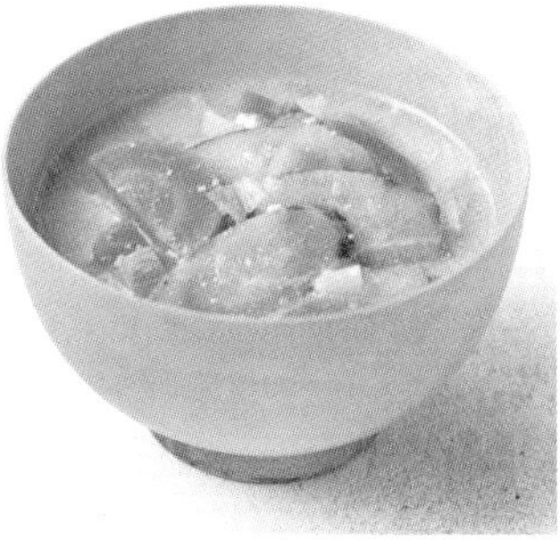

使用味噌優格代替一般味噌。水和味噌優格的比例為水 1：1／2 杯，味噌優格 4 大匙。

做成沙拉醬

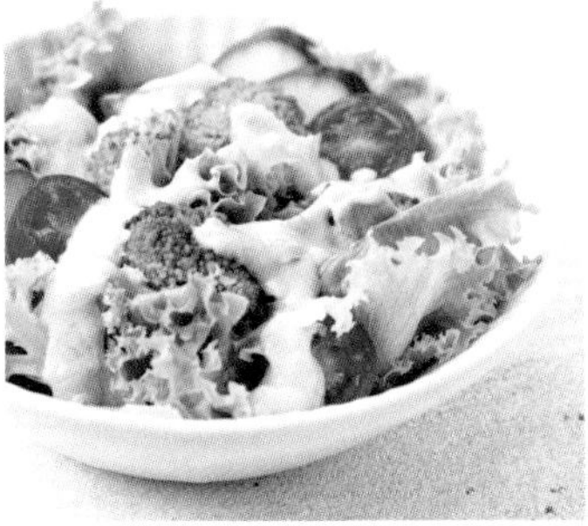

加入優格，製作成濃稠的沙拉醬。不需要油脂，就能讓醬汁沾附在蔬菜上，打造出日式的溫和口味。

< COLUMN 1 >

我們換了調味料之後就瘦下來了！

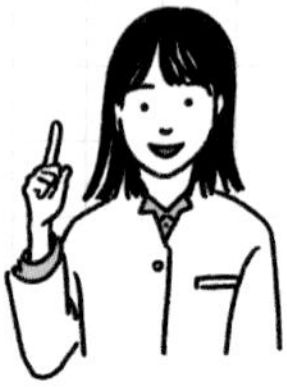

每位經歷調味料瘦身法的人都異口同聲說：「減重成功之路就從味覺開始。」讓我們來聽聽光靠飲食就能瘦的「調味料瘦身法」帶來什麼效果吧！

40多歲
千葉富子小姐
（神奈川縣．自僱）

Before

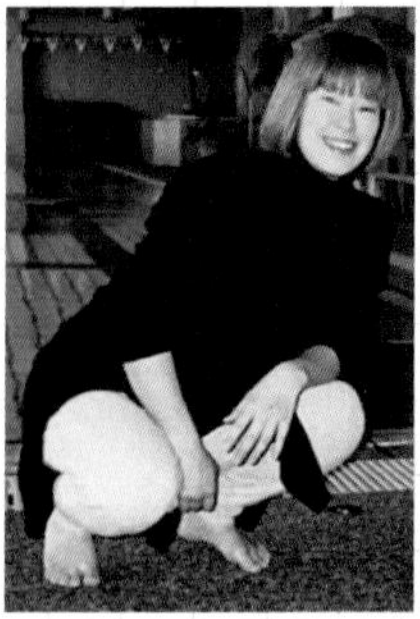

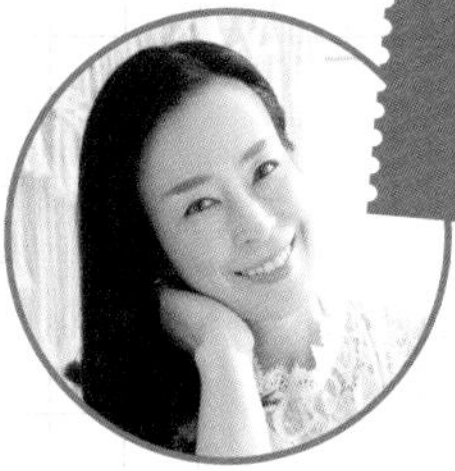

After

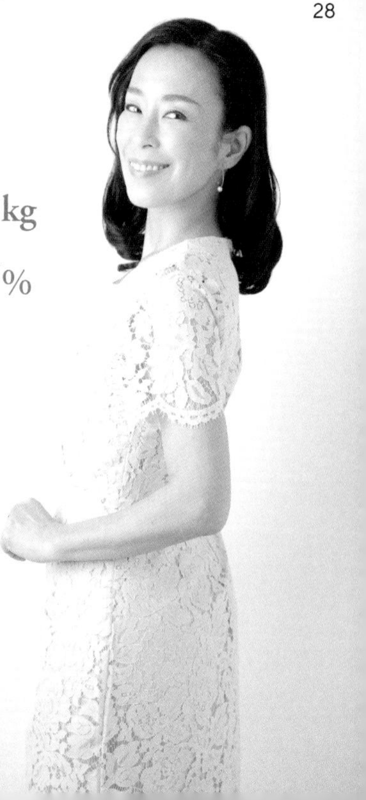

-7.1kg

體　重	52.0kg	→	44.9kg
體脂率	30.0%	→	22.7%

三餐照吃體重反而減少，真的很不可思議！
連自己最喜歡的甜甜圈也不太會想吃了

高中時期在甜甜圈店打工胖了 10kg，在那之後三十年間，體重不斷重複復胖的循環。後來結婚生下三個孩子，我覺得自己應該沒辦法瘦下來而放棄減重，但是又覺得「如果只是改變調味料，應該能辦到……」在幾乎沒有感受到任何壓力的情況下得到了成果，所以才能一直持續到現在。

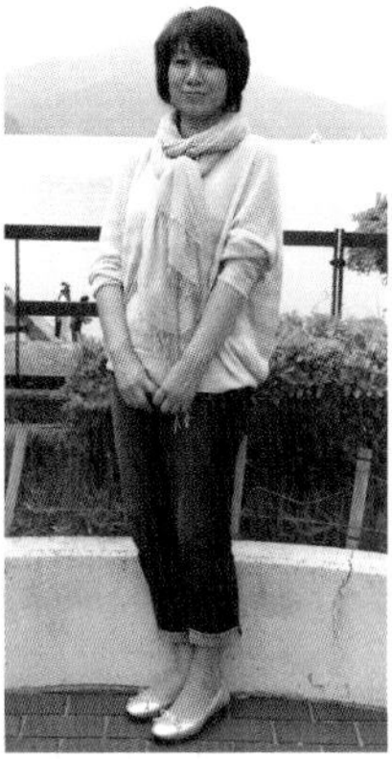

-7.0kg

體　重 59.0kg → 52.0kg

體脂率 27.4% → 23.0%

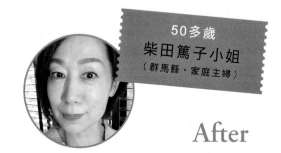

50多歲
柴田篤子小姐
（群馬縣・家庭主婦）

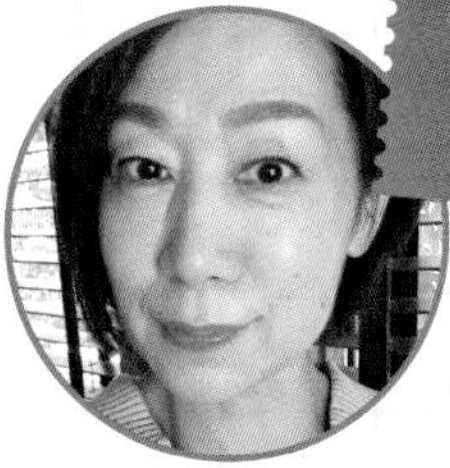

Before

After

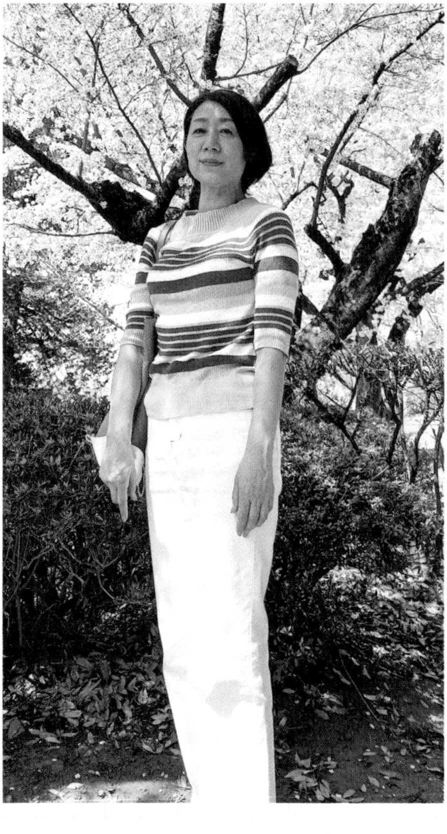

不只感受到料理的美味，大家都覺得我判若兩人

以前吃沙拉如果不加醬汁就無法入口，所以經常備有多種醬料，現在會搭配醃漬蔬菜或烤蔬菜。對砂糖的甜味也變得敏感，燉煮味醂成為做菜時的寶物。回首減重時的生活，我覺得自己漸漸能感受到食材本身的美味。一回神發現自己不但體重減輕，疲倦、失眠、頭痛等毛病也跟著消失。我獲得了一生都不復胖的寶貴知識。

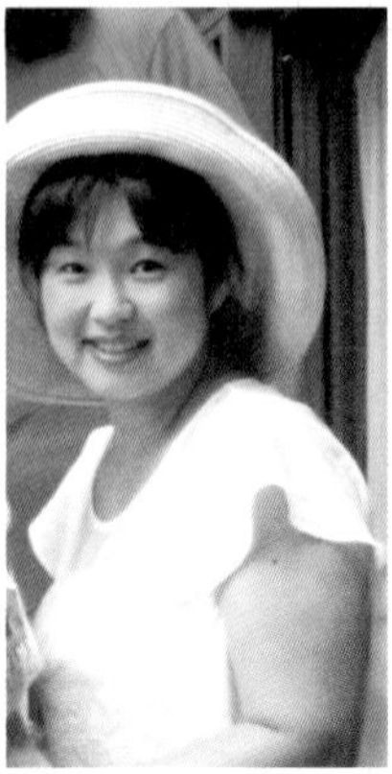

-8.0kg

體　重 65.8kg → 57.8kg

體脂率 34.1% → 28.1%

40多歲
金川久美子小姐
（東京都・教育業）

Before

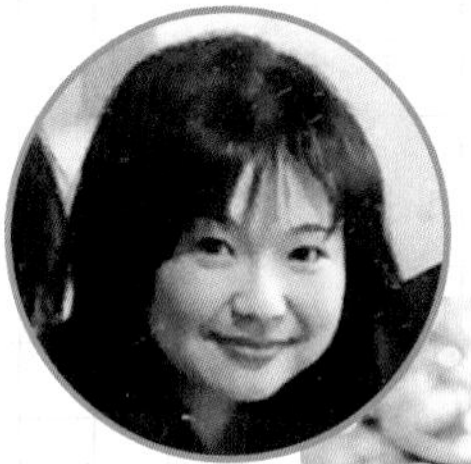

After

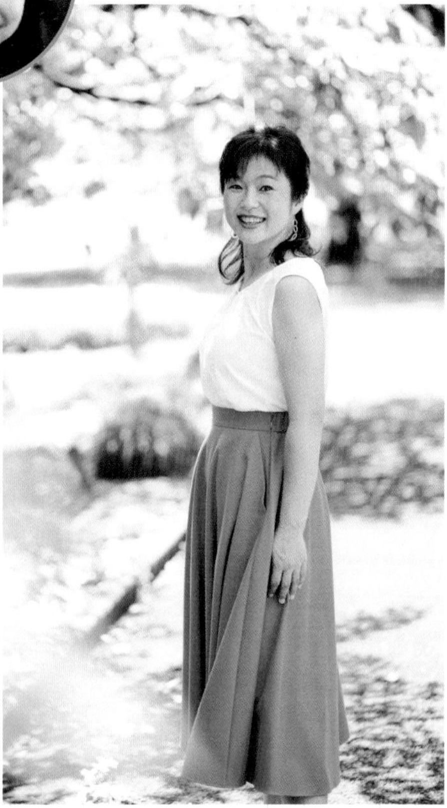

脫離速食的無限循環，轉變成自己煮比較輕鬆！

以前會跟風電視上的減重特輯，但都無法持續，每天都陷入自我厭惡的情緒之中。然而，不需要克制食慾的調味料瘦身法非常適合我。沒有「一定要吃這個」的嚴格規定，可以自由選擇自己想吃的菜，所以也培養了自己選擇食物的能力。雖然以前不擅長做菜，但是執行調味料瘦身法之後，吃重口味外食的機會也變少了。現在我甚至會以家裡喜歡的調味料決定當天的菜單，也不太會想吃市售的零食或冰淇淋等過甜的食物。

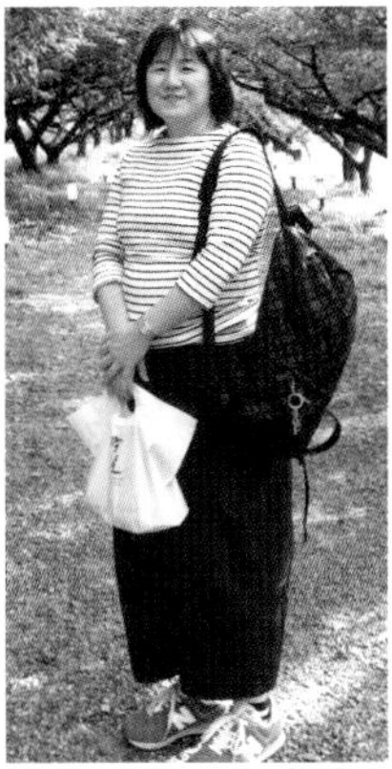

-7.1kg

體　重 60.5kg → 53.4kg

體脂率 38.7% → 35.8%

50多歲
岡村真理小姐
（滋賀縣・行政職）

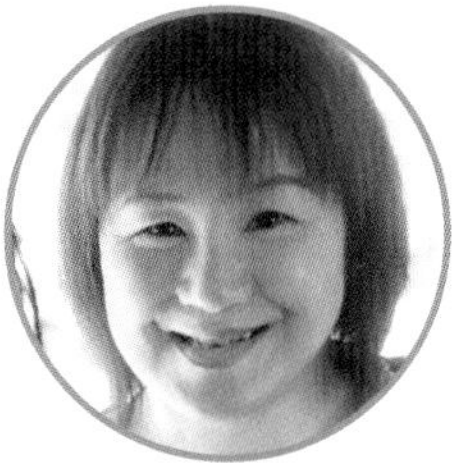

Before

After

自從不使用市售調味料之後，才發現以前身體水腫

我現在做菜會盡量少用調味料，用簡單的方式調味。如果覺得味道不夠，就會利用番茄罐頭、起司、泡菜等讓味道變得濃郁。這麼做一段時間之後就發現，外食或市售的熟食味道令人驚訝地重。像拉麵或義大利麵這種以碳水化合物為主的飲食，會讓我覺得很撐，所以現在也不太愛吃了。以前的我，脫鞋之後就會發現腳上有被勒過的痕跡，改變飲食之後就沒有這種現象，讓我確實感受到過去身體的水腫。經過四個月的時間，我成功減重約 7kg，深切體會到每天飲食中調味料的累積就是造成肥胖的原因。

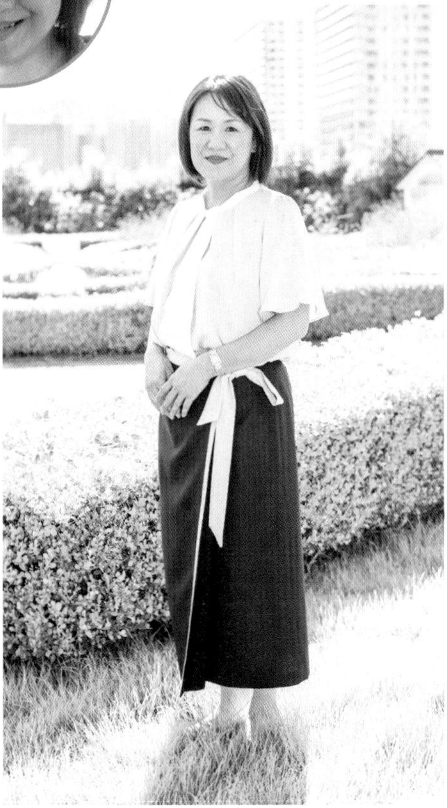

-2.9kg

體　重	48.4kg	→	45.5kg
體脂率	26.1%	→	21.5%

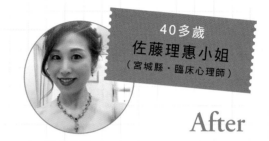

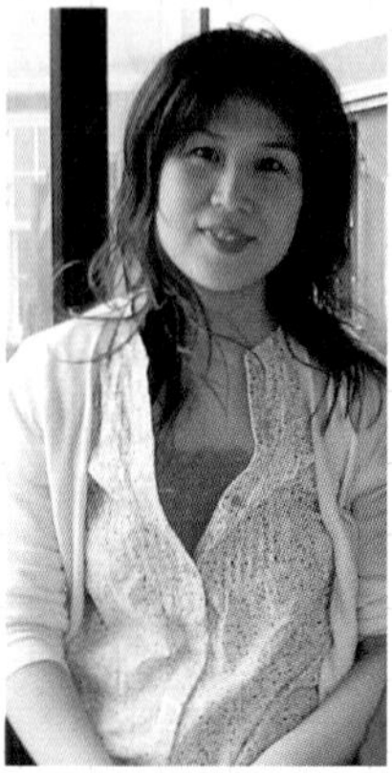

Before

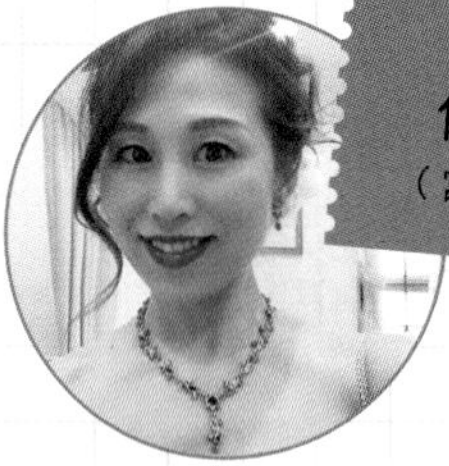

40多歲
佐藤理惠小姐
（宮城縣・臨床心理師）

After

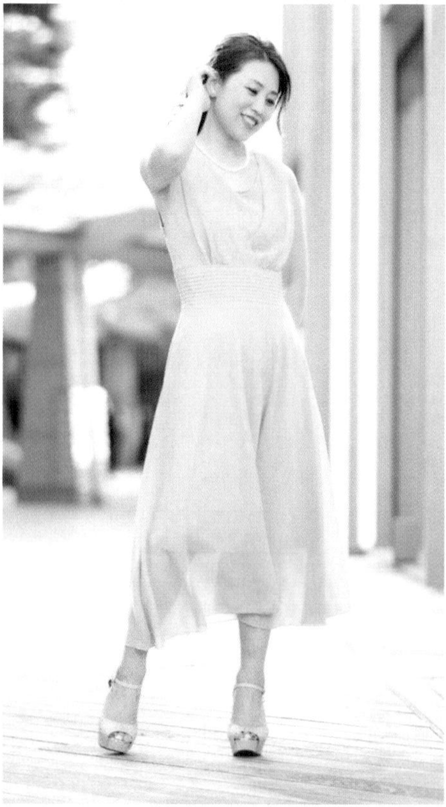

原本零食成癮的我，
現在冰箱和身體都變得清爽！

以前我很喜歡吃甜食，甚至已經是成癮狀態。在開始調味料瘦身法之後，想吃的東西為之一變，讓我深感味覺的重要。「某某醬汁」、「某某調味粉」都不需要，只要基本的調味料就能讓我覺得很美味。我自己都不敢相信，比起零食和麵包，現在我更想吃魚肉或蔬菜。不只是身體，就連人生都變得更輕鬆。

PART 2

加速減重

易瘦調味料應用食譜

每天做菜都很輕鬆，就能持續瘦下去！

本章會介紹易瘦調味料的應用食譜。易瘦調味料可以當作醬汁淋在沙拉上，也可以當作醃製肉類或魚類的基礎配料，和平時的調味料搭配烹調，食用的方法就可以有很多選擇！只要學會幾種方法，就能做出美味料理，又能輕鬆地持續，而且不用怕吃膩。

和易瘦調味料一起使用的調味料，選擇的重點在於糖分少、盡量不要含有反式脂肪等對身體不好的油脂或添加物。除了味噌、醬油、醋等基本調味料，也推薦使用和風鰹魚粉增添鮮味，用咖哩粉等香料讓料理有變化。油類的話，日式料理可以使用芝麻油或紫蘇油；西式料理可以用特級冷壓初榨橄欖油。反之，要盡量避免使用白砂糖、番茄醬、伍斯特醬、燒肉醬汁等含糖量高的調味料。乳瑪琳和沙拉油也盡量避免使用。

本章介紹的應用食譜，有的不需要開火，只要用微波爐就能完成，也有一口平底鍋就能製作，或者拌在一起冰起來備用的料理，每一道都很簡便。我嚴選的食譜，就是讓不擅長料理或者很忙碌沒有時間製作精緻料理的人也能每天持續下去。

另外，我會均衡介紹使用易瘦調味料製作的主菜、副菜、湯品、甜點，讓各位能把這些料理帶入每天的菜單裡。

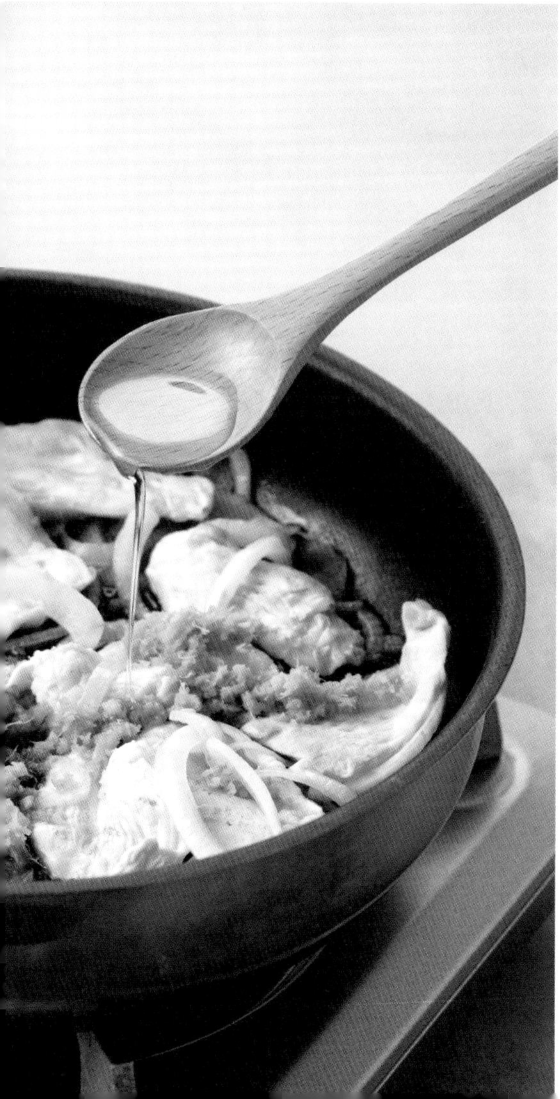

行動前先了解松田式飲食的基本規則

雖然只要改變調味料就夠了，但是為了提升減重的效果，在此介紹我平時就會注意的五個飲食祕訣給大家。為了能邊吃邊瘦，請務必參考建議。

1 一定要吃三餐

有些人會為了想要盡快看到減重效果而不吃晚餐，或者因為太忙而不吃早餐，但這些都是 NG 行為。餐與餐之間空太久，在下一次吃飯的時候，血糖會急速上升，脂肪就會比較容易堆積。而且餐與餐之間間隔超過六個小時以上，肌肉可能就會開始分解。尤其是早餐，可以提升一整天的代謝並燃燒脂肪，所以一定要吃喔。

2 確實攝取蛋白質

為提升基礎代謝，維持肌肉量不下降很重要，而製造肌肉的原料就是蛋白質。女性超過三十歲之後，每年都會減少 1% 的肌肉，所以要刻意攝取蛋白質維持肌肉量。蛋白質主要可以透過肉類、魚類、黃豆製品、乳製品攝取。攝取量為每餐一個手掌大，約 20g 左右。

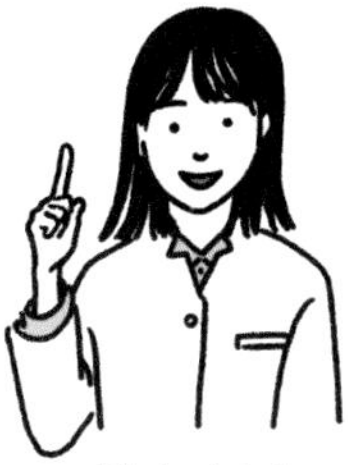

突然開始執行一定會很困難，所以先從做得到的事情開始，漸漸養成習慣吧！

3　用日式定食的方式吃飯

準備三餐的時候，刻意像定食餐廳那樣，設計一份有飯、湯、肉或魚等主菜、蔬菜配菜的餐，自然而然就能攝取均衡的營養。以麵包或麵類為主食的時候，也可以注意飲食的搭配，保持營養均衡。

4　喝足量的水

水具有促進新陳代謝、排除老廢物質的功能，所以要讓體內保持潔淨通暢，不可缺水。建議的飲用量為體重 x30ml。也就是說，50kg 的人大概要喝 1.5L 的水。以前沒有喝水習慣的人，可以把裝水的杯子放在手邊，少量但頻繁地補充水分。

5　好好利用便利商店

每餐都自己煮真的很辛苦！ 這種時候就靠便利商店放鬆一下吧。在便利商店準備餐食的時候，可以選擇三角飯糰、烤魚、沙拉、杯裝味噌湯等能搭成一份日式定食的商品。沙拉附的沙拉醬盡量不要用，最好改用易瘦調味料喔！

薑燒雞胸肉

蔬菜會吸附醬汁，所以只需要少許調味料就 OK ！
甜甜辣辣的「甜味」沒有使用砂糖，非常健康。
受歡迎的經典配菜，清爽美味。

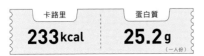

卡路里	蛋白質
233kcal	25.2g

（一人份）

材料 （2 人份）

雞胸肉（去皮）……200g
薑泥……20g
洋蔥……1/2 顆
甜椒（紅色）……1/4 顆
A
醬油……1 又 1/2 大匙
燉煮味醂（P18）……2 大匙
水……3 大匙
芝麻油……1 小匙

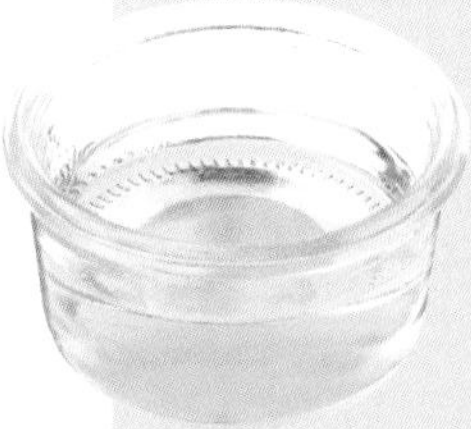

作法

1. 沿著雞肉纖維切一口大小。洋蔥和甜椒切絲備用。
2. 芝麻油倒入平底鍋加熱，加入洋蔥與雞肉翻炒，待雞肉變色再放薑泥與 A、甜椒，炒至水分收到剩一半。

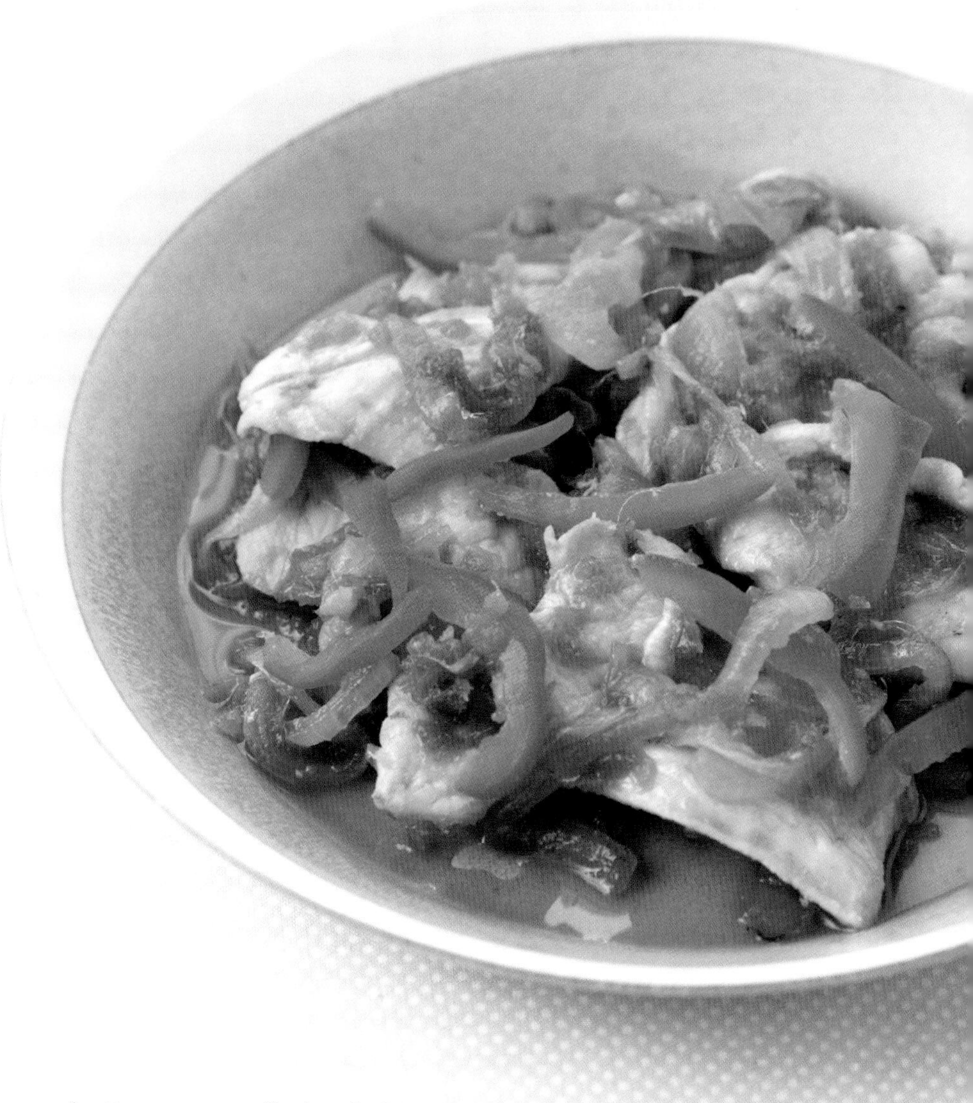

分量充足但毫無罪惡感，

又能確實補充蛋白質！

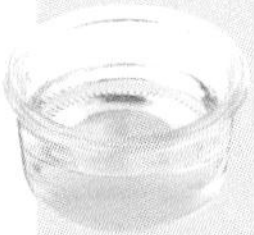

燉煮鰈魚

白肉魚的熱量低，蛋白質也很豐富。
鱈魚、比目魚、鯛魚等都 OK。
使用燉煮味醂，就能讓醬汁更濃稠又有光澤。

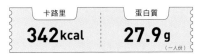

卡路里	蛋白質
342kcal	27.9g

（一人份）

食材 （2 人份）

鰈魚……2 塊
薑……2 塊
小松菜……適量

A
- 水……300ml
- 醬油……2 大匙
- 燉煮味醂（P18）……3 大匙
- 味醂……2 大匙

作法

1. **薑**用一半的量，帶皮切成薄片，剩下的切成薑絲備用。**鰈魚**用水洗乾淨後擦乾水分，在魚皮表面劃一刀。**小松菜**用鹽水汆燙過，切成 3cm 的小段。
2. **薑片**和 A 加入平底鍋內煮至沸騰，**鰈魚**魚皮朝上入鍋。煮至沸騰之後，用湯匙把湯汁淋到表皮上，蓋上鍋蓋以中火燉煮 8 分鐘。
3. 湯汁變濃稠之後盛裝到容器內，加上**小松菜**與**薑絲**裝飾。

甜辣的照燒燉煮口味，

讓魚類小菜也能有滿足感！

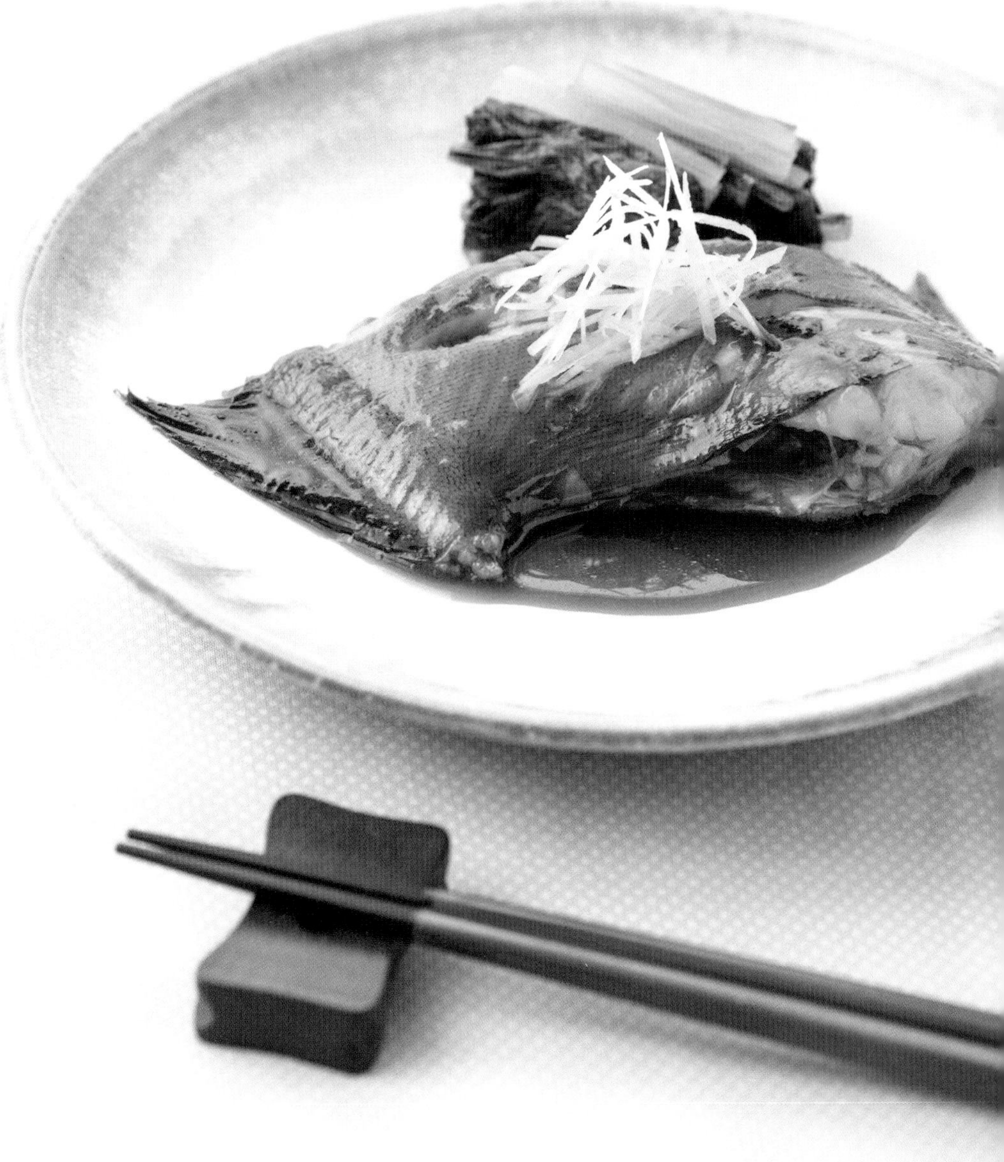

卡路里	蛋白質
46 kcal	2.2 g

（一人份）

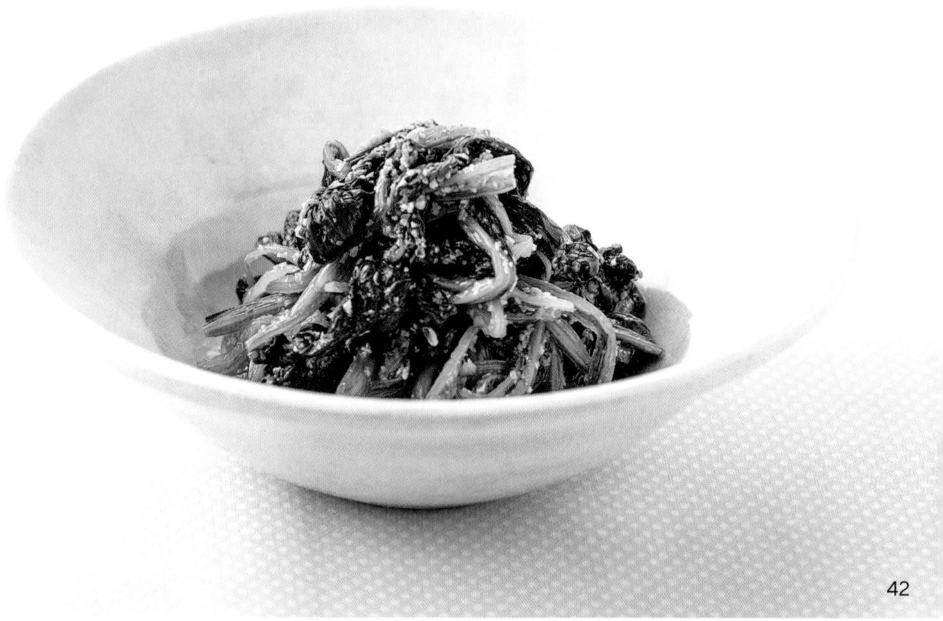

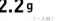

42

芝麻拌菠菜

食材總共只有四種！
不用砂糖也能讓整道菜香醇美味。

食材（2 人份）

菠菜……100g

A
- 磨碎的芝麻……1 大匙
- 醬油……1 大匙
- 燉煮味醂（P18）……1 小匙

作法

1. 鹽水汆燙菠菜，徹底擰乾水分。
2. 在大碗裡混合 A 與 1 就完成了。

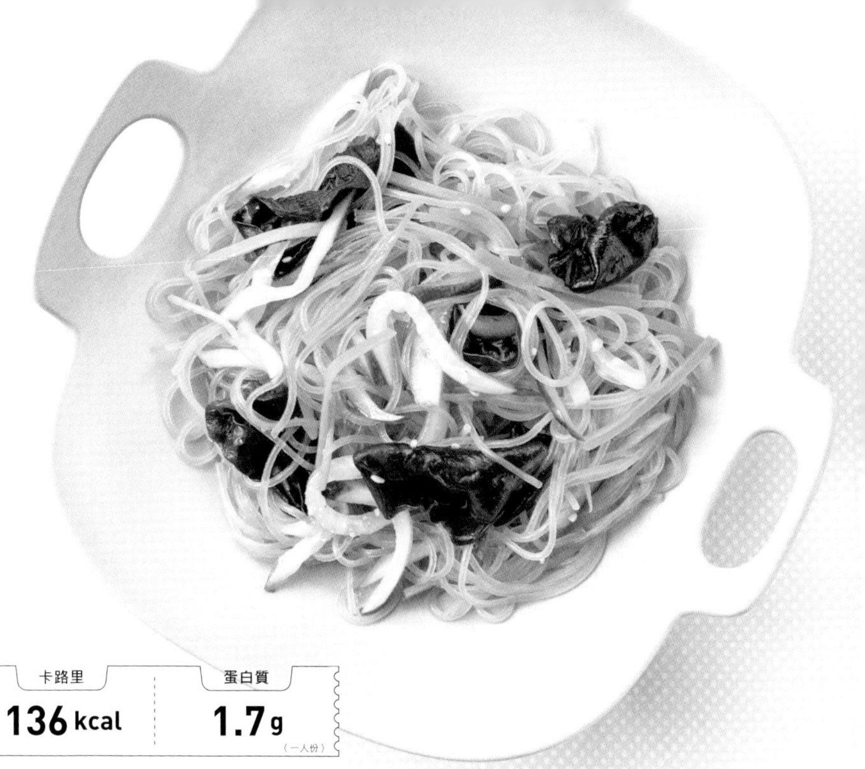

卡路里	蛋白質
136 kcal	1.7 g

（一人份）

冬粉沙拉

像麵條一樣口感滑順的冬粉，
重點在於加入大量配料增加分量感。

食材（2人份）

小黃瓜……1條
紅蘿蔔……1/3條
冬粉（乾燥）……30g
木耳（乾燥）……1大匙
A
醬油……1大匙
燉煮味醂（P18）1大匙多一點
醋……2小匙　水……200ml
芝麻油……1小匙
芝麻……少許

作法

1. **小黃瓜**斜切成寬5mm的小黃瓜絲。**紅蘿蔔**切成長條狀，**薑**切成細絲。
2. 在平底鍋裡加入**冬粉**和**木耳**（乾燥狀態）、**薑絲**和A煮至沸騰，讓冬粉可以吸附湯汁，用中小火炒至收乾。
3. 加入**小黃瓜**與**紅蘿蔔**，仔細拌勻，待所有蔬菜變軟之後關火，淋上**芝麻油**和**芝麻**。待放涼之後，放進冰箱降溫。

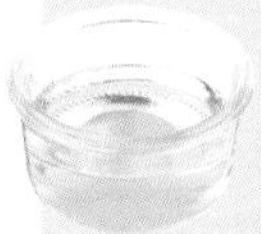

汆燙小松菜鴻喜菇

用微波爐就可以完成，一點也不費工！
伴隨高湯一起攝取鮮味與營養。
這道菜可以熱熱吃，
放進冰箱冷藏後再吃也很美味喔！

卡路里	蛋白質
56 kcal	3.7g

（一人份）

食材 （2 人份）

小松菜⋯⋯100g
鴻喜菇⋯⋯100g
海瓜子⋯⋯100g

A
- 高湯⋯⋯100ml
- 醬油⋯⋯1 小匙
- 燉煮味醂（P18）⋯⋯1 大匙

作法

1. **小松菜**切成寬 3cm 的小段。**鴻喜菇**去除蒂頭、撥散，**海瓜子**過水洗乾淨。
2. 在耐熱容器中加入 1 和 A 鬆鬆地蓋上保鮮膜，用微波爐（600W）加熱 7 分鐘。

濃縮貝類的高湯！

一道能培養易瘦味覺的簡單配菜

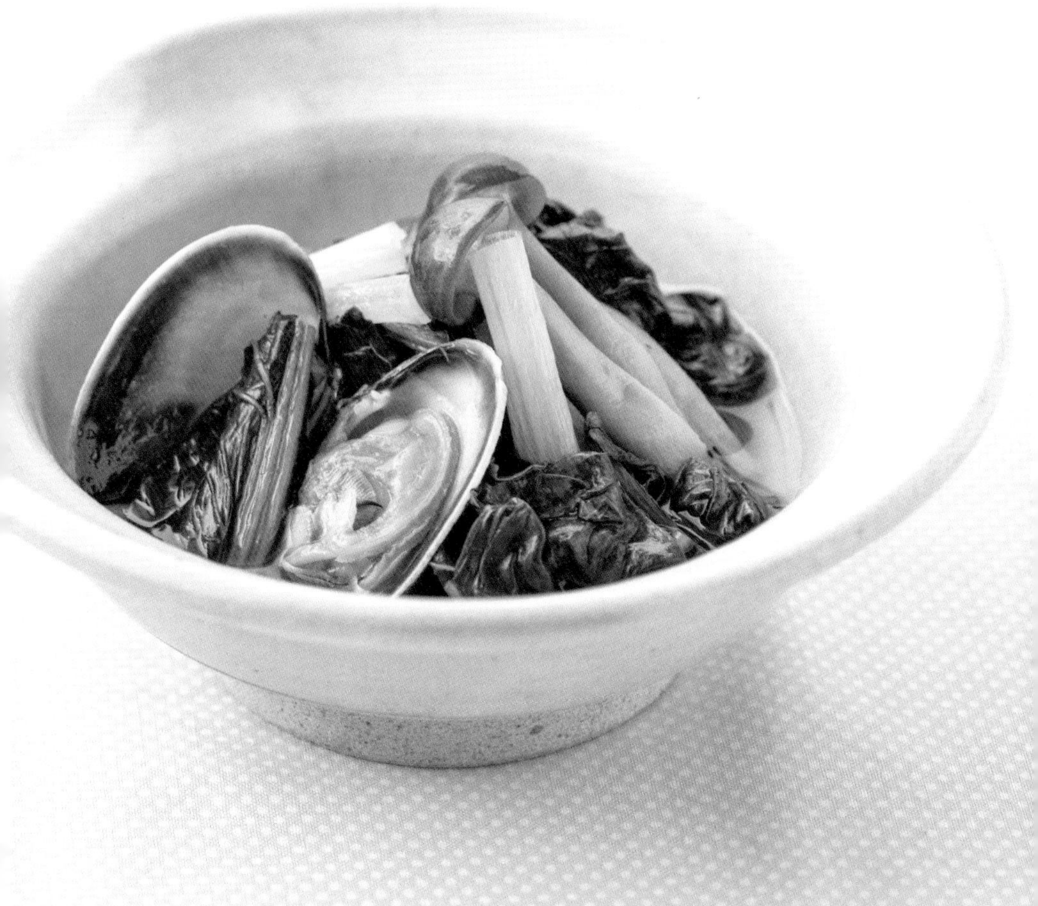

卡路里	蛋白質
36 kcal	0.1 g

（一人份）

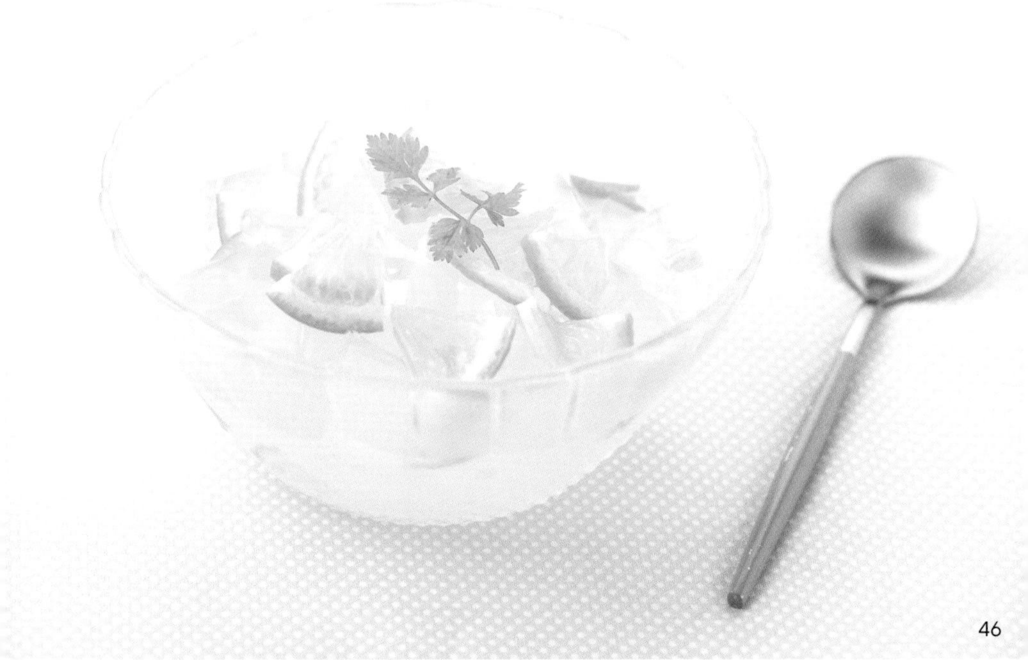

檸檬寒天飲

滿足餐後味蕾的清爽點心。
寒天和微甜的燉煮味醂很搭。

食材 （4 人份）

寒天粉……4g
水……500ml
檸檬……1/4 顆
燉煮味醂（P18）……2 大匙
水……1 大匙

作法

1. 在鍋中倒入**水**，**寒天粉**均勻撒在水中，一邊攪拌一邊煮沸，煮 2 分鐘左右讓寒天融化，倒入模型中。放涼之後進冷藏降溫。
2. **檸檬**切成扇形，和燉煮味醂、**水**一起放入耐熱容器，不用蓋保鮮膜直接微波（600W）加熱 40 秒左右，就能製作出糖漿。
3. 待 1 冷卻後切塊放入容器內，再淋上 2。如果有香芹的話，可以加上點綴。

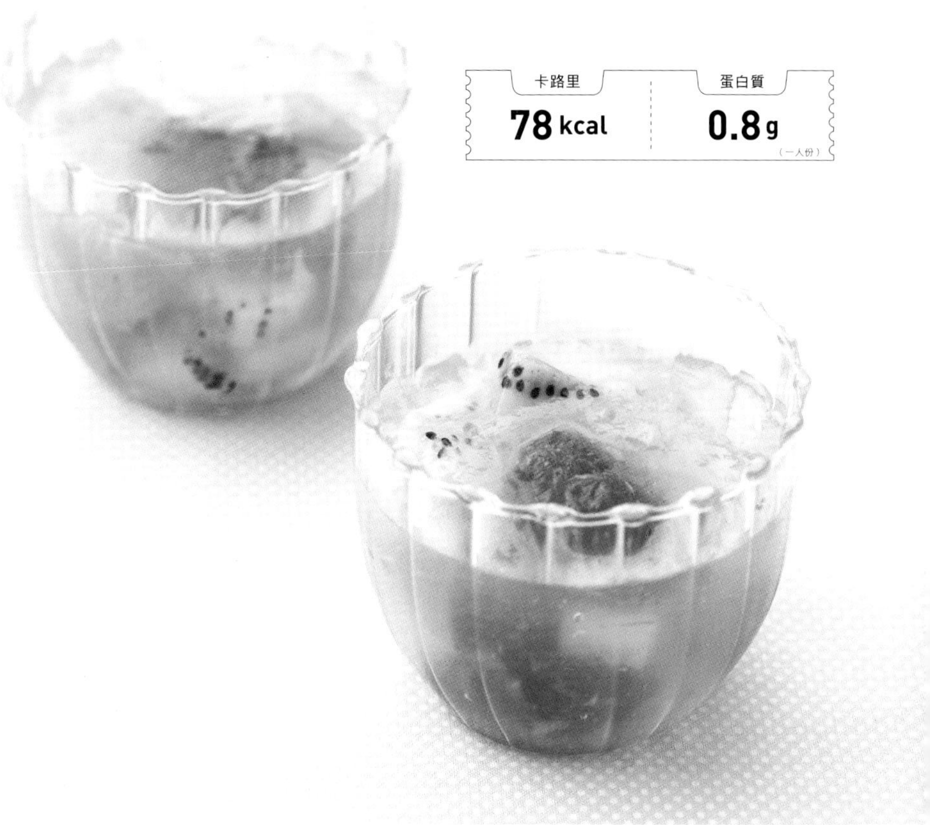

卡路里	蛋白質
78 kcal	0.8 g

（一人份）

維他命水果凍

只要選擇糖分不高的水果，就能夠同時滿足美觀與營養。
不使用砂糖，非常適合無法戒掉甜食的人！

食材 （4 人份）

粉紅葡萄柚……1/2 顆
柳橙……1 顆
奇異果……1 顆
寒天粉……2g
水……500ml
燉煮味醂（P18）……3 大匙

作法

1. **粉紅葡萄柚**和**柳橙**剝皮切成一口大小。**奇異果**也削皮切成一口大小。適量放入容器中備用。
2. 在鍋中倒入**水**，**寒天粉**均勻撒在水中，一邊攪拌一邊煮沸，煮 2 分鐘左右讓寒天融化，關火加入燉煮味醂，放涼備用。
3. 待整體變得濃稠，就可以倒入 1 ，再送進冰箱確實冷卻。

清爽的莫札瑞拉起司雞肉沙拉

羅勒風味很清爽！
清淡的舒肥雞肉與起司，
用酸爽的洋蔥融合口味。

卡路里	蛋白質
240 kcal	21.4 g

（一人份）

食材 （2 人份）

即食雞肉……1 片
莫札瑞拉起司……1 個（100g）
羅勒……6 片
醋漬洋蔥（P22）……40g
鹽、胡椒……各適量
橄欖油……2 小匙

作法

1 即食雞肉和莫札瑞拉起司切成薄片。
2 把 1 和羅勒交互相疊，再加上醋漬洋蔥。整體撒上鹽、胡椒、橄欖油。

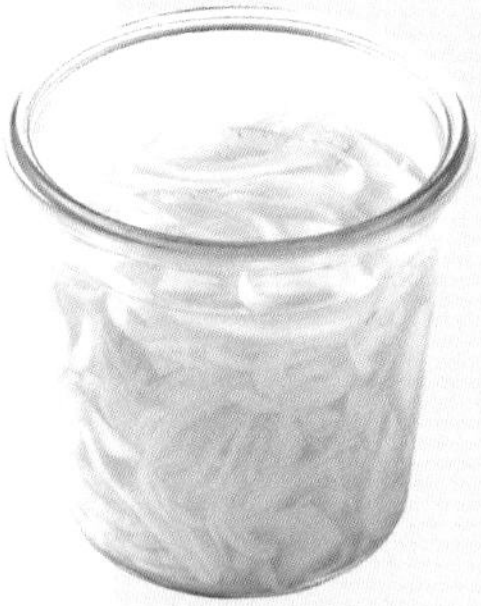

Point

適合減重的舒肥雞肉食譜

將一片雞胸肉（去皮）放置於常溫，倒入可蓋過肉的熱水。關火蓋上鍋蓋，靜置 30 分鐘，連同汆燙水一起放入容器中保存。

靠洋蔥擊退生活習慣病！

同時具有舒緩高血壓的功效

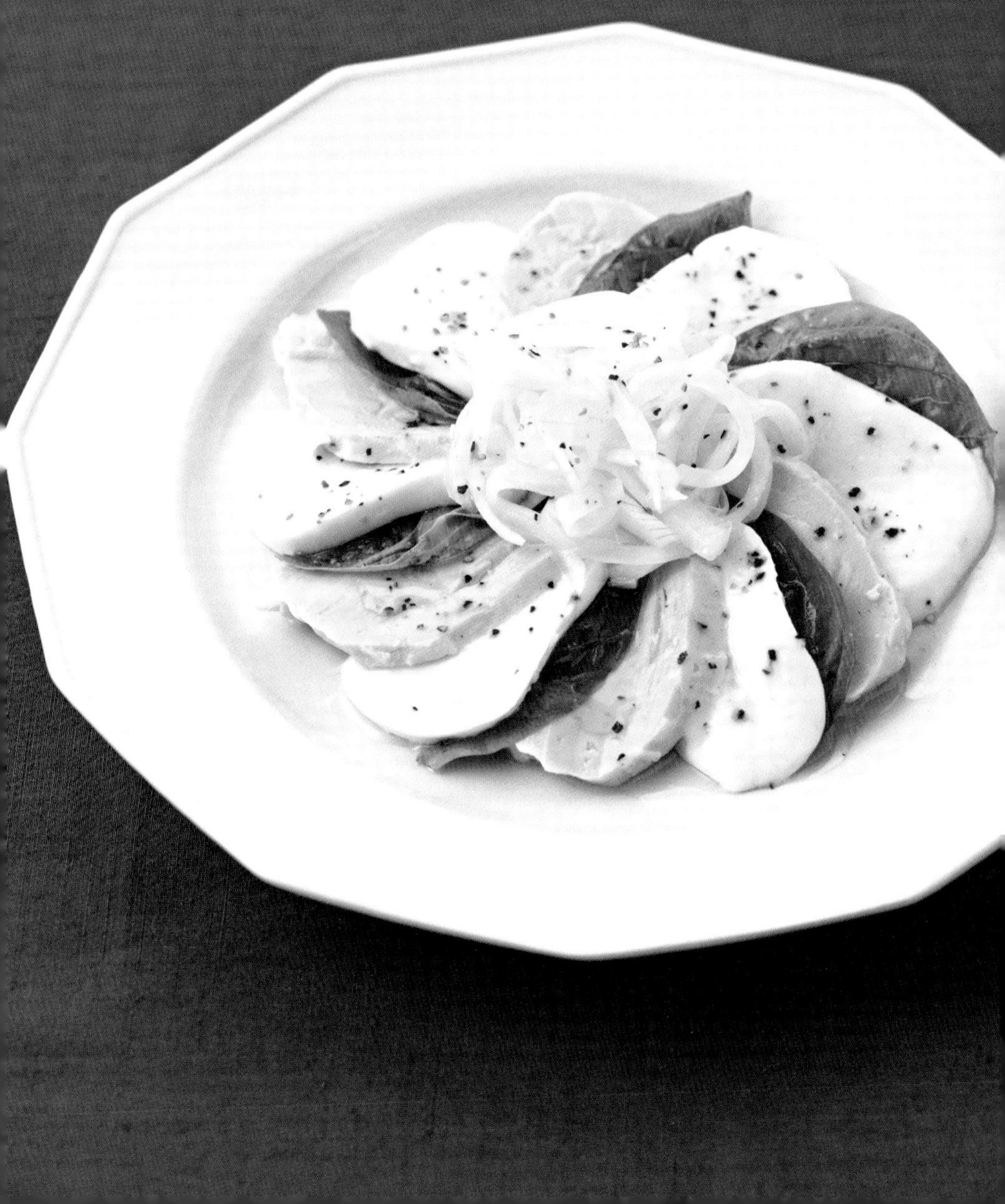

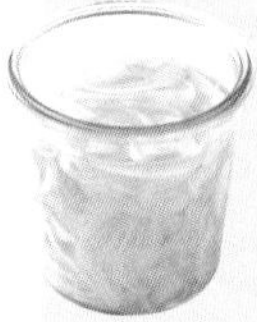

醋漬洋蔥烤肉捲

看起來很豪華，但其實只要捲起來就完成！
把醋漬洋蔥當成佐料應用。
很適合當成一道清爽的主菜。

卡路里	蛋白質
162 kcal	11.3g

（一人份）

食材 （2人份）

牛腿肉（烤肉用）……100g
鹽、胡椒……各少許
胡蘿蔔……1/5根
醋漬洋蔥（P22）……40g
芝麻葉……15～20片

A
- 醬油……1大匙
- 燉煮味醂（P18）……1又1/2大匙
- 蒜泥……少許
- 芝麻……少許

作法

1. 用平底鍋煎**牛肉**，撒上**鹽**與**胡椒**。**胡蘿蔔**切成絲。混合A製作成醬汁。
2. 在容器中組合1和醋漬洋蔥、**芝麻葉**。用**芝麻葉**把所有食材捲起來，搭配**醬汁**、**鹽**、**胡椒**食用。

Point

如果沒有芝麻葉怎麼辦？

芝麻葉富含抗氧化作用強的β－胡蘿蔔素，不過也可以按照喜好使用香氣豐富的紫蘇葉、萵苣、紅葉萵苣等蔬菜。

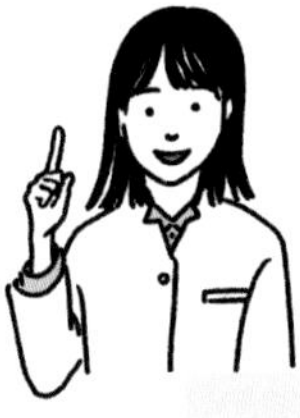

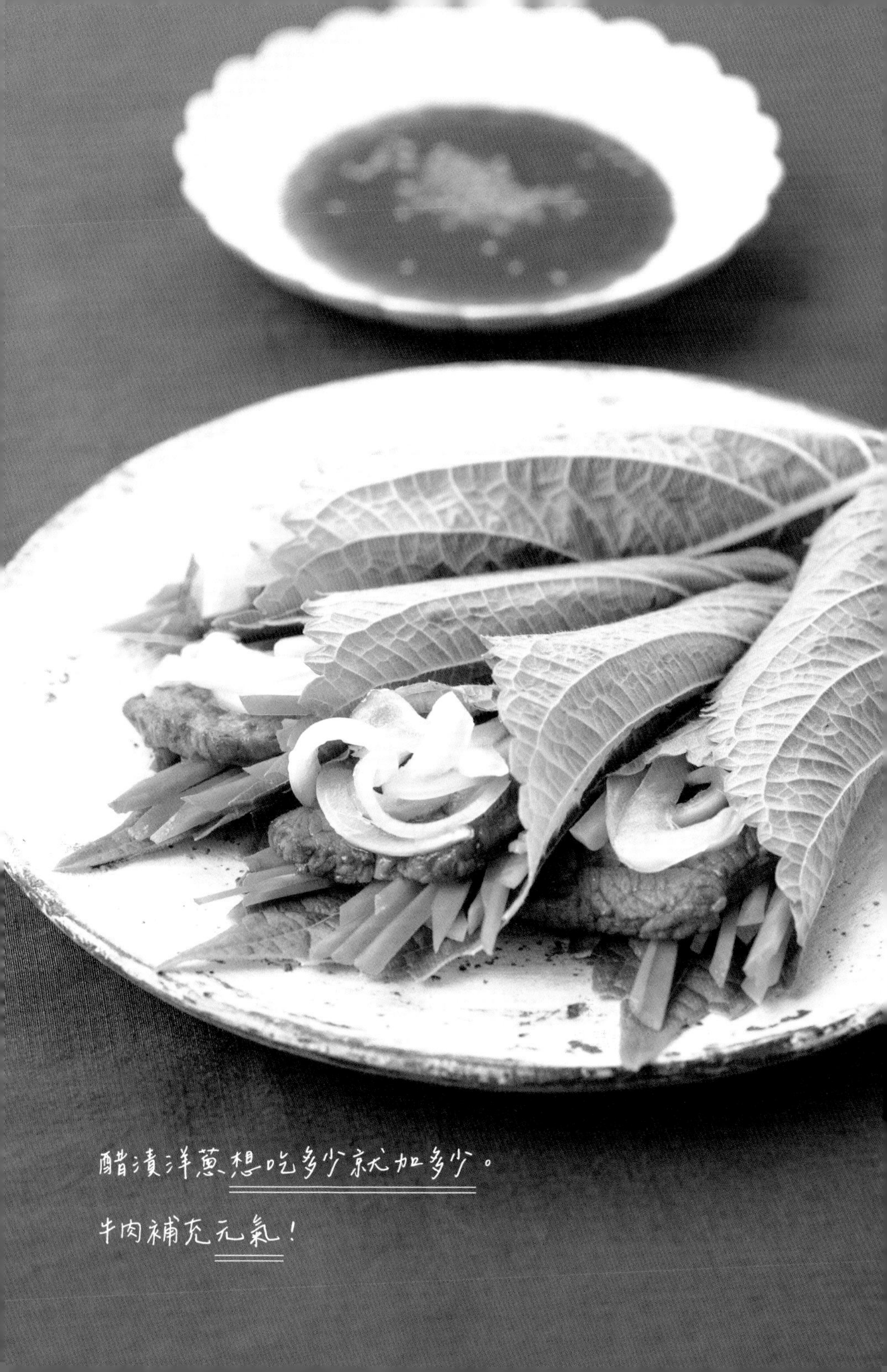
醋漬洋蔥想吃多少就加多少。
牛肉補充元氣！

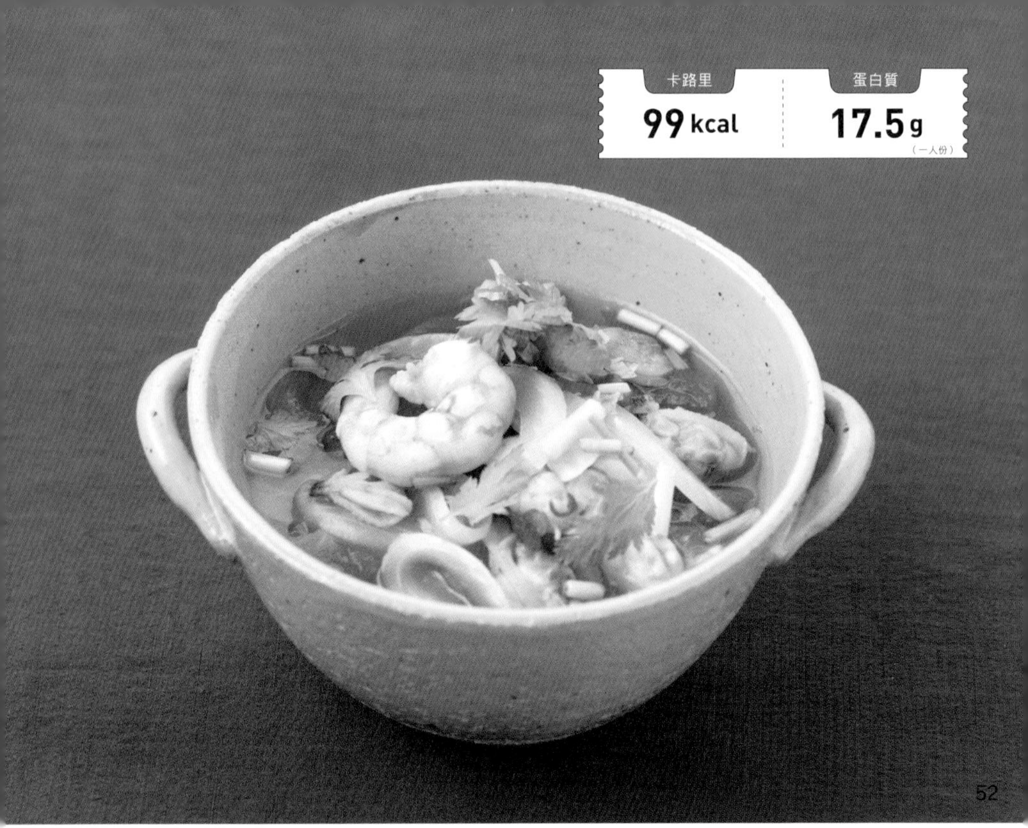

微辣海鮮番茄湯

酸酸辣辣後勁十足！
醋漬洋蔥就是湯品的配料與決定味道的關鍵。

食材 （2 人份）

綜合海鮮（冷凍）……200g
番茄……100g
醋漬洋蔥（P22）……40g
水……200g
紅辣椒（切片）……少許
魚露……1 大匙
香菜……適量

作法

1. **番茄**切成 1cm 的番茄丁。
2. 在鍋中加入**綜合海鮮**、1、醋漬洋蔥、**水**、**紅辣椒**，煮至沸騰後繼續加熱 5 分鐘。
3. 用**魚露**調味，按照個人口味撒上**香菜**。

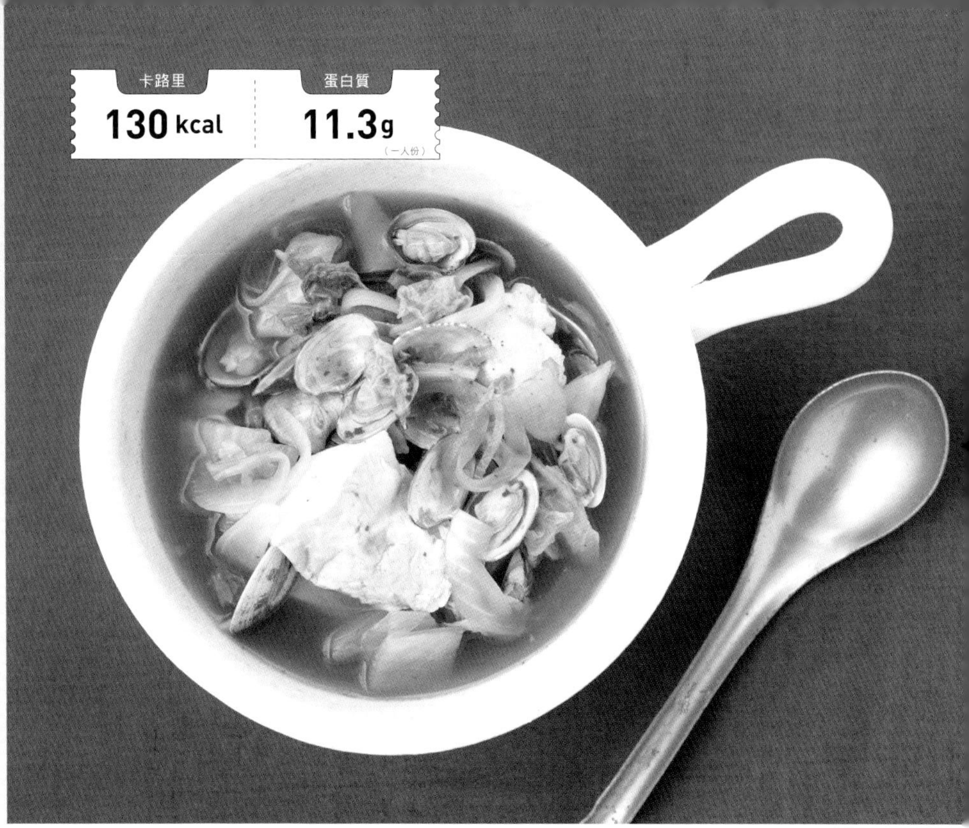

韓式純豆腐湯

醋漬洋蔥和泡菜的力量，搭配出有深度的美味。
不僅能溫暖身體，還可以提升新陳代謝。

食材 （2 人份）

木棉豆腐……200g
海瓜子……150g
泡菜……100g
醋漬洋蔥（P22）……40g
水……300g
醬油……1 小匙
味噌……1 大匙

作法

1. **豆腐**用手剝成大塊。**海瓜子**洗淨備用。
2. 在鍋中加入1、**泡菜**、醋漬洋蔥、**水**，煮至沸騰後繼續加熱 8 分鐘。最後用**醬油**和**味噌**調味。

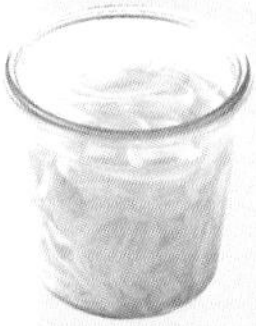

泡菜蛋炒飯

含醣的白米飯，只要和易瘦調味料一起吃就能抑制吸收。
建議使用營養豐富的玄米或者五穀飯。

卡路里	蛋白質
256 kcal	7.4 g

（一人份）

食材 （2 人份）

泡菜……80g
醋漬洋蔥（P22）……40g
雞蛋……1 顆
飯……200g
鹽……少許
醬油……1 小匙
芝麻油……1 大匙

作法

1. **泡菜**和醋漬洋蔥切碎備用。**飯**和**雞蛋**攪拌均勻。
2. 在平底鍋中加熱**芝麻油**，倒入1的飯攤平，炒至飯粒鬆軟並且粒粒分明。
3. 加入**泡菜**、醋漬洋蔥一起拌炒，撒**鹽**調味。在飯中間挖一個洞倒入**醬油**，待出現醬香味之後再拌勻。

只要注意攝取量，吃飯也OK！

使用帶有鮮味的食材，就能降低

調味料的使用量。

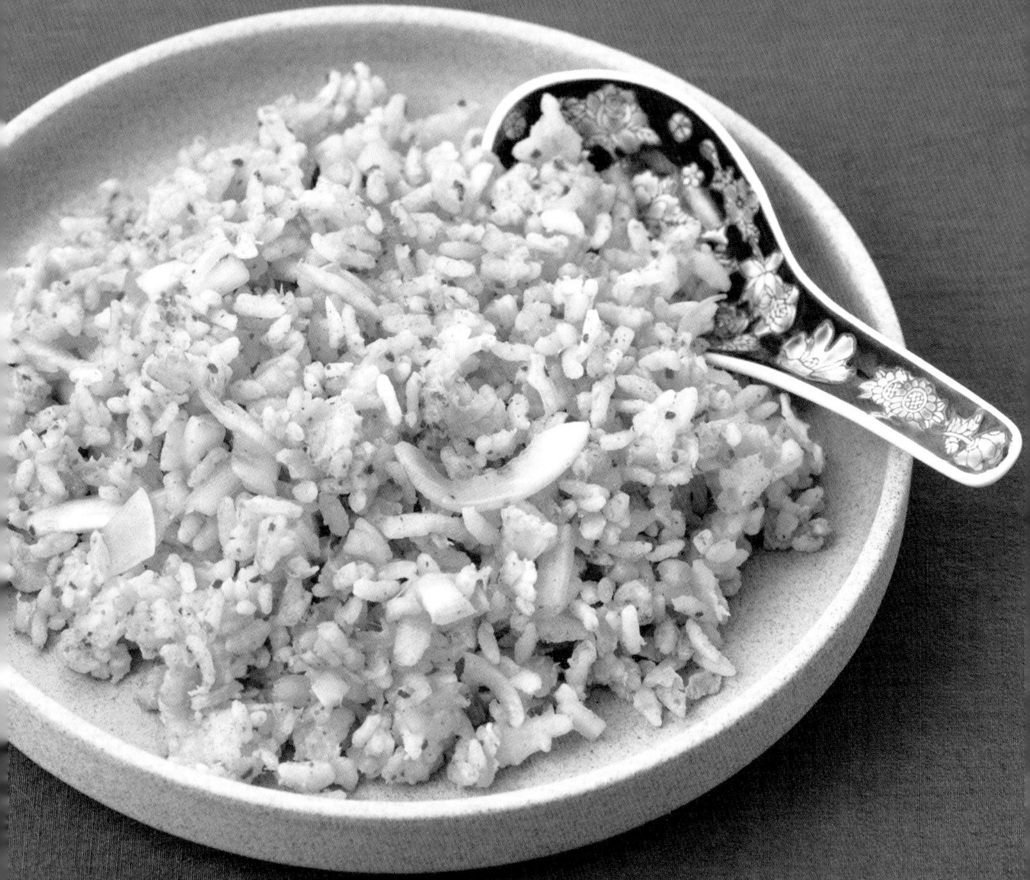

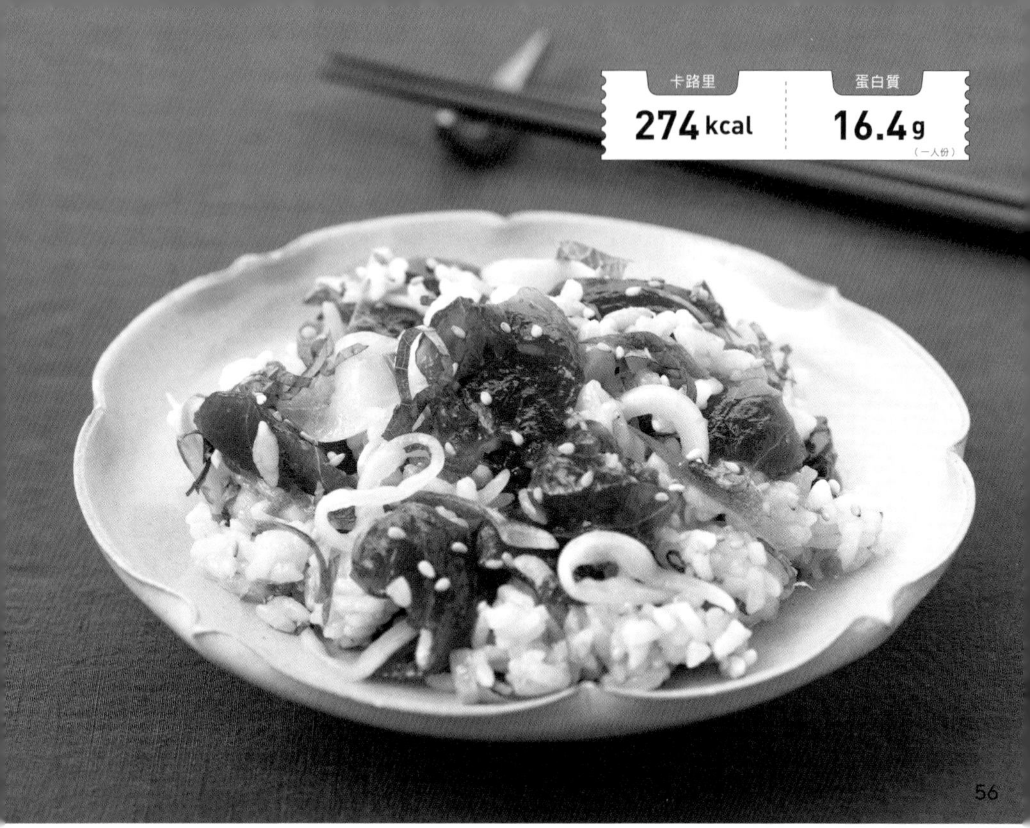

鮪魚手抓壽司

只要加入易瘦調味料，就完成醋飯風味的一餐！
醋漬洋蔥和鮪魚絕妙搭配出清爽的飯料理。

食材 （2 人份）

鮪魚……100g

A
- 燉煮味醂（P18）……1/2 大匙
- 醬油……1/2 大匙

飯……200g

B
- 醋漬洋蔥（P22）……40g
- 鹽……1/3 小匙
- 燉煮味醂（P18）……1/2 大匙

茗荷……2 根

紫蘇葉……2 片

芝麻……少許

作法

1. **鮪魚**切薄片用 A 醃漬入味。在溫熱的飯裡加入 B 拌勻，放涼備用。
2. **茗荷**和**紫蘇葉**切絲，和 1 混合之後盛裝置容器內，撒上**芝麻**即可享用。

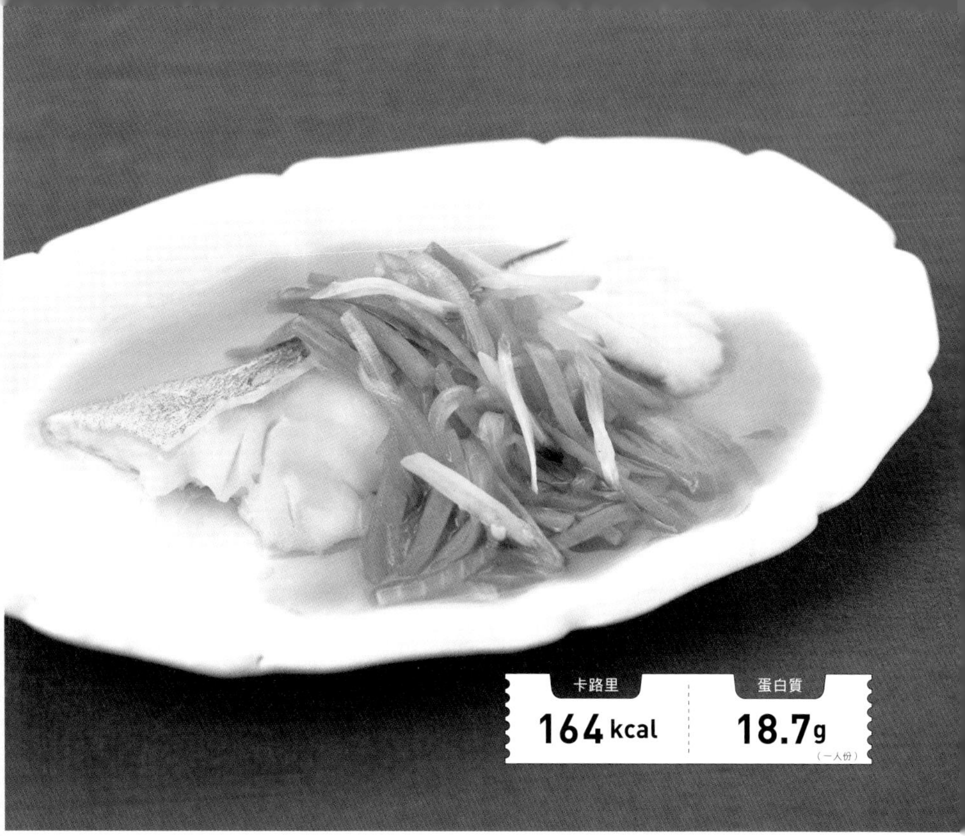

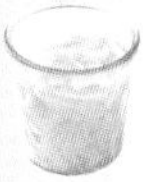

酸甜燴鱈魚

醋漬洋蔥化身為勾芡的配料！
為這道健康配菜增添口感。

食材 （2 人份）

鱈魚……2 片
胡蘿蔔……1/5 根

A
- 醋漬洋蔥（P22）……40g
- 燉煮味醂（P18）……2 大匙
- 醬油……1 大匙
- 高湯粉……1/2 杯
- 太白粉……1 小匙

豌豆……隨個人喜好

作法

1. **胡蘿蔔**切絲備用。
2. 製作勾芡。在小鍋中加入 1、A 開火加熱，攪拌至整體黏稠後關火。
3. 在耐熱皿中放入**鱈魚**，保鮮膜鬆鬆地蓋上，用微波爐（600W）加熱 3 分鐘左右。淋上 2 的芶芡汁，如果有**豌豆**的話就汆燙後切絲撒上點綴。

味噌優格香煎豬肉菇菇

醇厚的味噌和溫和的優格，
讓西京燒風味更上一層樓！
平凡的豬肉化身為美味佳餚。

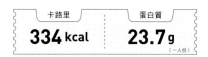

卡路里	蛋白質
334 kcal	23.7 g

（一人份）

食材 （2 人份）

豬里肌肉（切厚片）……2 片
個人喜好的菇類（舞菇、金針菇等）……150g
秋葵……4 根
味噌優格（P26）……3 又 1/2 大匙
橄欖油……1 小匙

作法

1. **豬肉**去筋，用味噌優格抓醃 30 分鐘左右。**菇類**切成容易食用的大小。**秋葵**切除蒂頭。
2. 在鐵氟龍加工的不沾平底鍋中倒入**橄欖油**並加熱，在鍋中加入**菇類**、**秋葵**，炒至焦黃再盛盤備用。
3. 直接加入**豬肉**，待顏色焦黃後翻面，蓋上鍋蓋，加熱 1 分鐘之後關火，靜置 3 ～ 4 分鐘保溫，讓肉徹底熟透。切成容易入口的大小盛盤。

只要醃漬就完成，輕鬆簡單！

分量充足的豬肉配菜

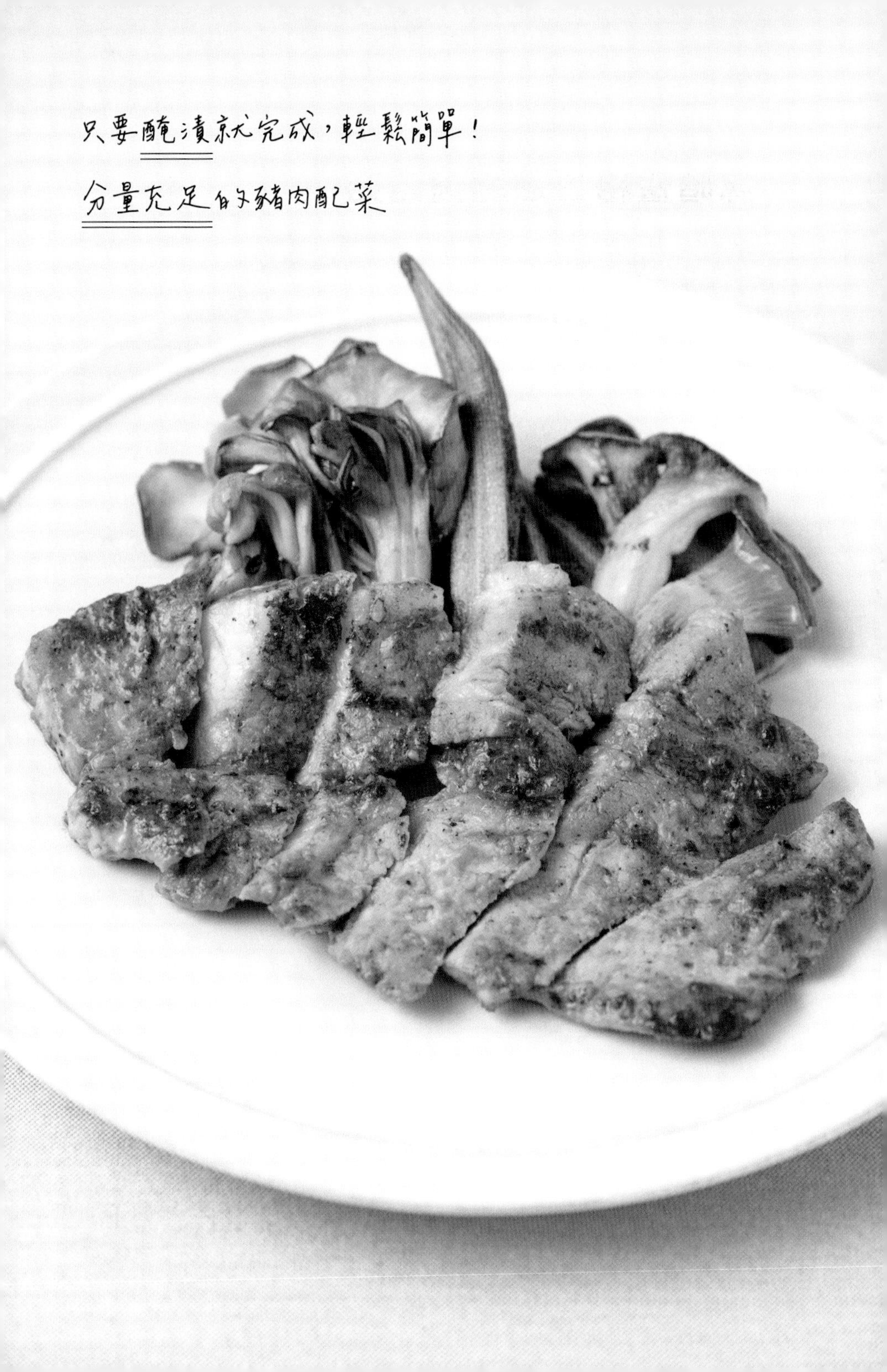

海帶芽料多多蕎麥麵佐豆漿沾醬

碳水化合物當中，
最不容易引起血糖上升的就是蕎麥麵！
配料＋醬汁就能組成減重菜單。

卡路里	蛋白質
390 kcal	19.2 g

（一人份）

食材 （2 人份）

蕎麥麵（乾燥）……2 人份
海帶芽（乾燥）……2 大匙
茗荷……3 根
紫蘇……6 片
A
味噌優格（P26）……4 大匙
豆漿……200ml
薑泥……20g
芝麻……少許

作法

1 混合 A 製作成醬汁。**海帶芽**泡水還原。**茗荷**切小片，**紫蘇葉**大致切碎。

2 **蕎麥麵**燙熟之後泡冷水，再盛裝到容器內，加上**海帶芽**與**配料**後撒**芝麻**。搭配醬汁即可享用。

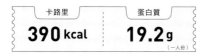

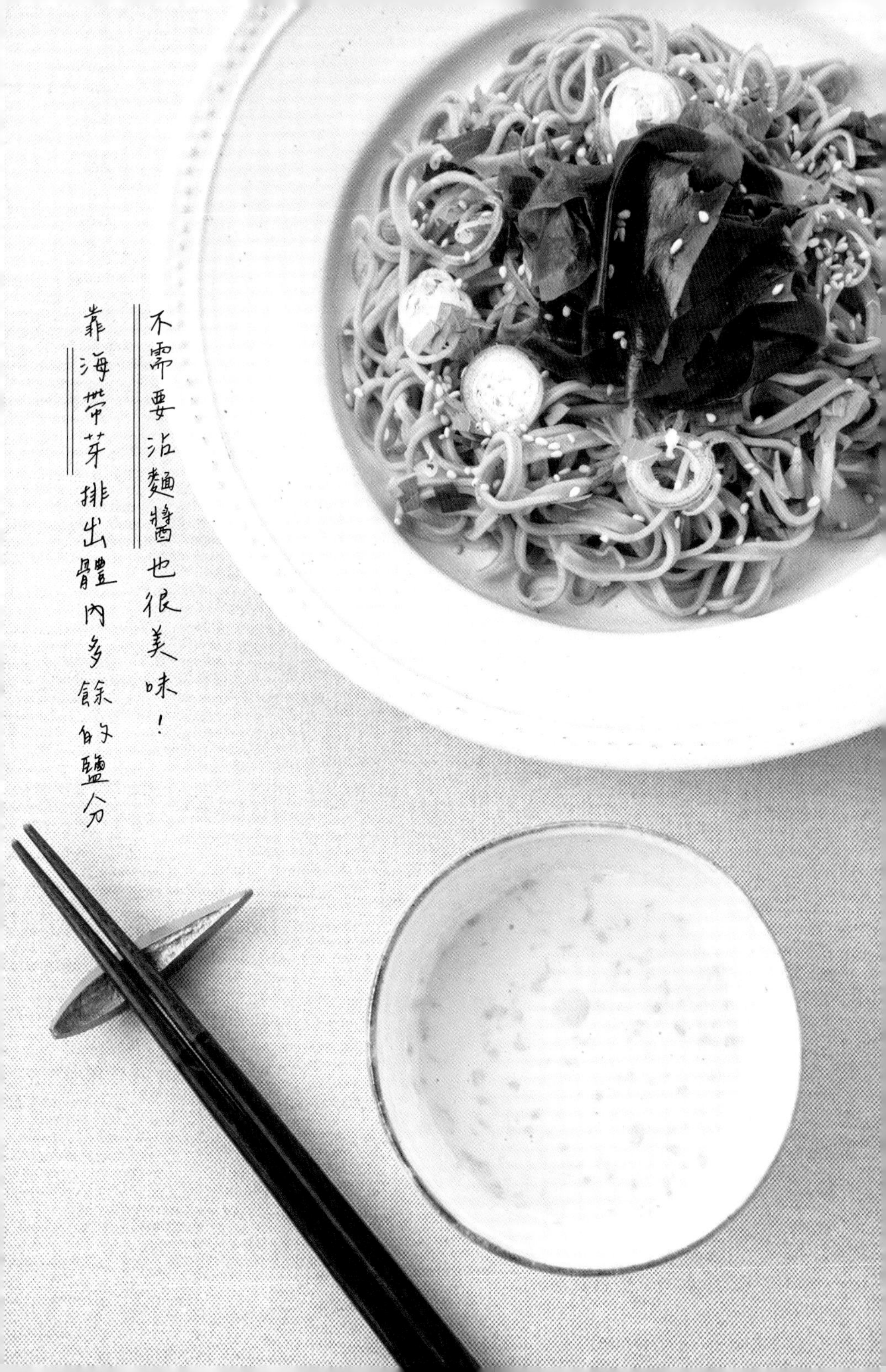

不需要沾麵醬也很美味！

靠海帶芽排出體內多餘的鹽分

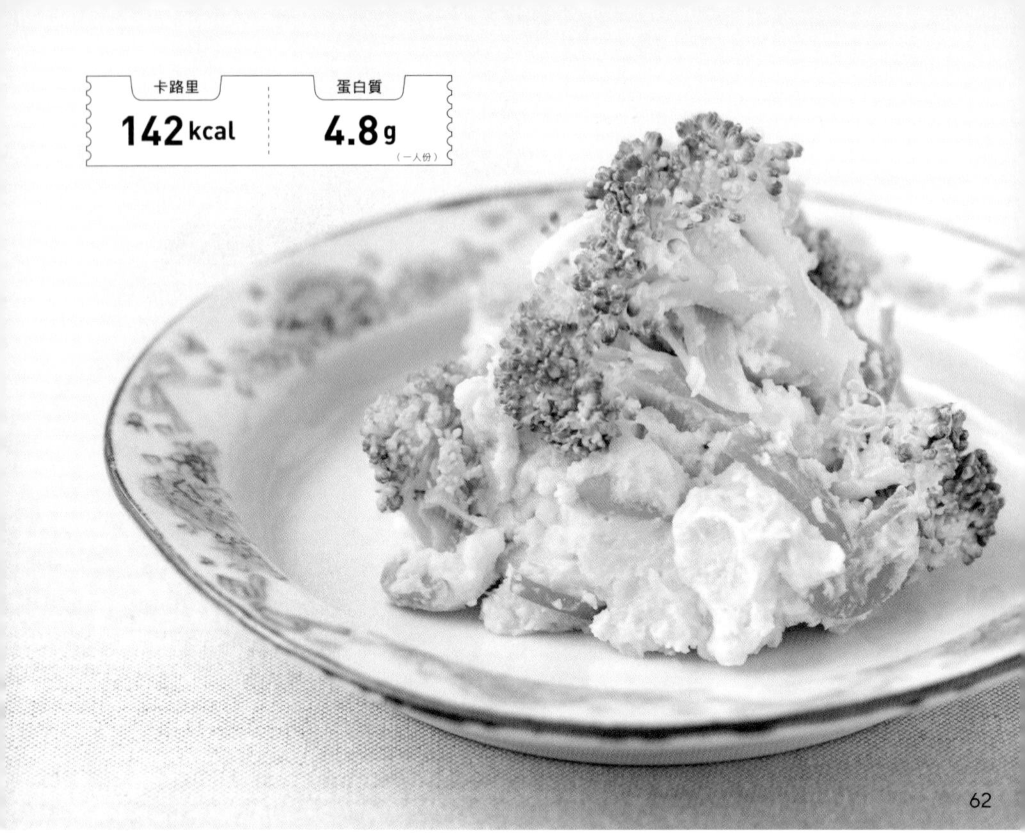

和風馬鈴薯健康沙拉

吃馬鈴薯怕攝取過多醣，那就用花椰菜來抑制！
搭配味道醇厚的味噌優格，就能減少美乃滋的用量。

食材 （2 人份）

馬鈴薯……1 顆
花椰菜……100g
紅蘿蔔……20g
洋蔥……20g
味噌優格（P26）……2 大匙
美乃滋……1 大匙

作法

1. **花椰菜**汆燙備用。**胡蘿蔔**切成半圓形片狀，**洋蔥**切絲。
2. **馬鈴薯**帶皮用保鮮膜包起來，用微波爐（600W）加熱 4 分鐘左右。熟透之後剝皮，用叉子把馬鈴薯壓碎，混合味噌優格、**美乃滋**、1 的食材。

卡路里 **147 kcal** 蛋白質 **6.9 g**（一人份）

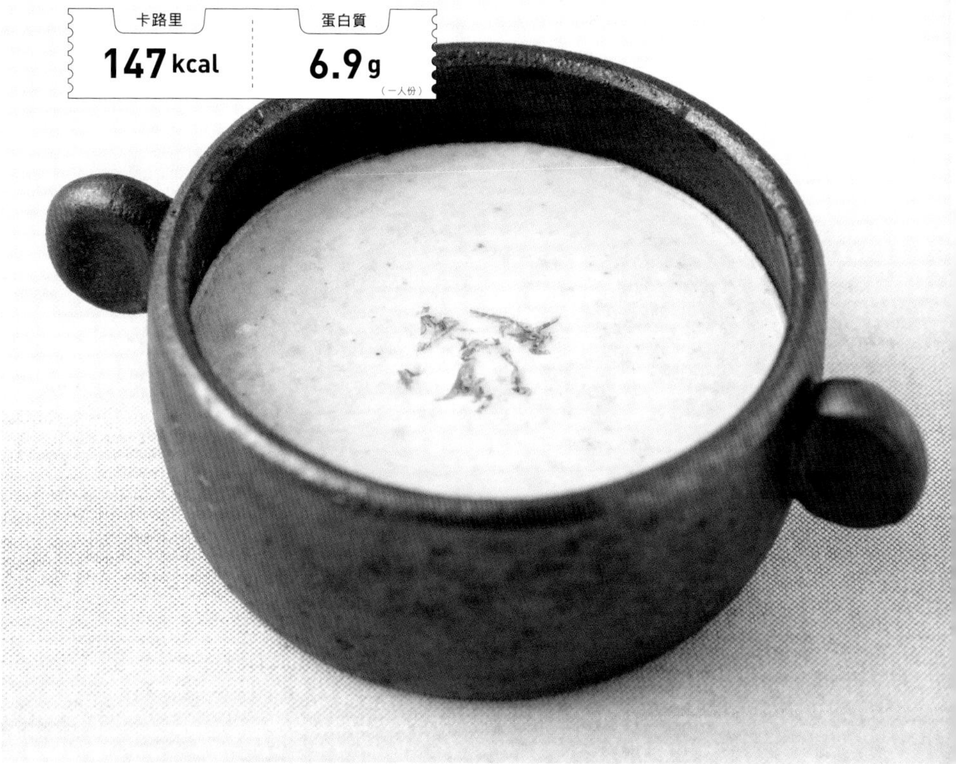

牛蒡濃湯

纖維豐富的牛蒡，打造出清潔腸道的湯品。
不需要加熱，在冰箱冷藏的狀態也可以直接享用。

食材 （2 人份）

牛蒡……50g
青蔥……50g
培根……2 片
水……150ml
豆漿……150ml
優格味噌（P26）……2 大匙
鹽、胡椒……各適量

作法

1. **牛蒡**清除泥沙，斜切成薄片。**青蔥**也用相同方式處理。**培根**則切成 1cm 寬。
2. 在鍋中加入 1 翻炒，待**培根**出現香味就加入水並蓋上鍋蓋，用中小火燜煮。
3. 放涼之後，用攪拌器將 2 打至濃稠，加入**豆漿**和味噌優格後加熱。最後用**食鹽**和**胡椒**調味。

印度風味烤雞

這道菜用烤箱烤，所以不需要用油也可以烤出焦香。
味噌、優格、香料，搭配出令人上癮的好味道。

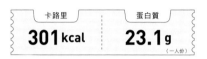

卡路里	蛋白質
301 kcal	23.1 g

（一人份）

食材 （2 人份）

雞腿肉……1 片（250g）
優格味噌（P26）……50g
咖哩粉……2 小匙
高麗菜切絲、番茄……各適量

作法

1. 雞肉用味噌優格和咖哩粉抓醃，靜置至少 30 分鐘。
2. 在鋪好烘焙紙的烤盤上擺放醃好的雞肉，用 230°C的烤箱烘烤 10 分鐘。切成好入口的大小，和蔬菜一起盛盤。

不用油就能完成的健康烤雞！

一道低醣的雞肉料理

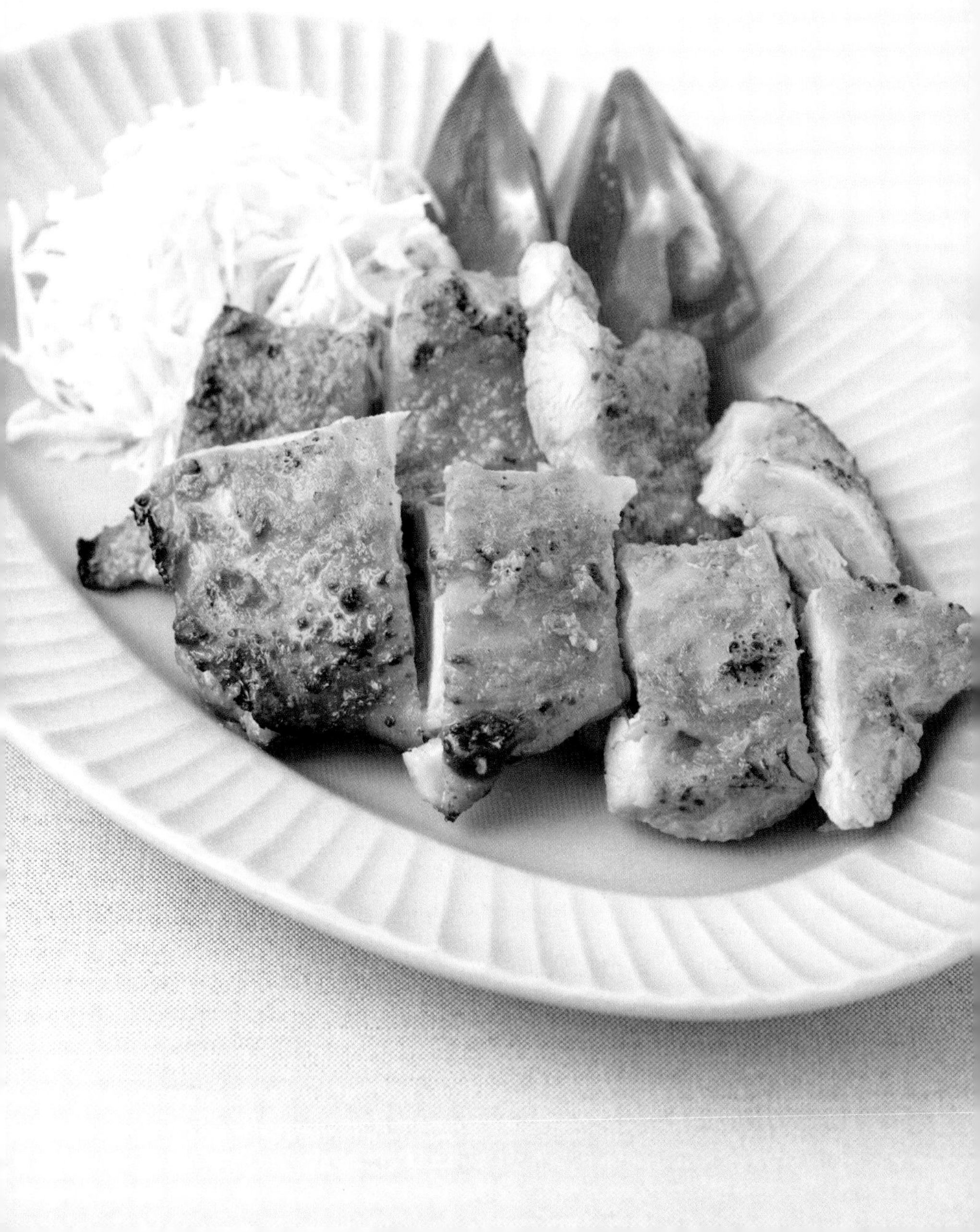

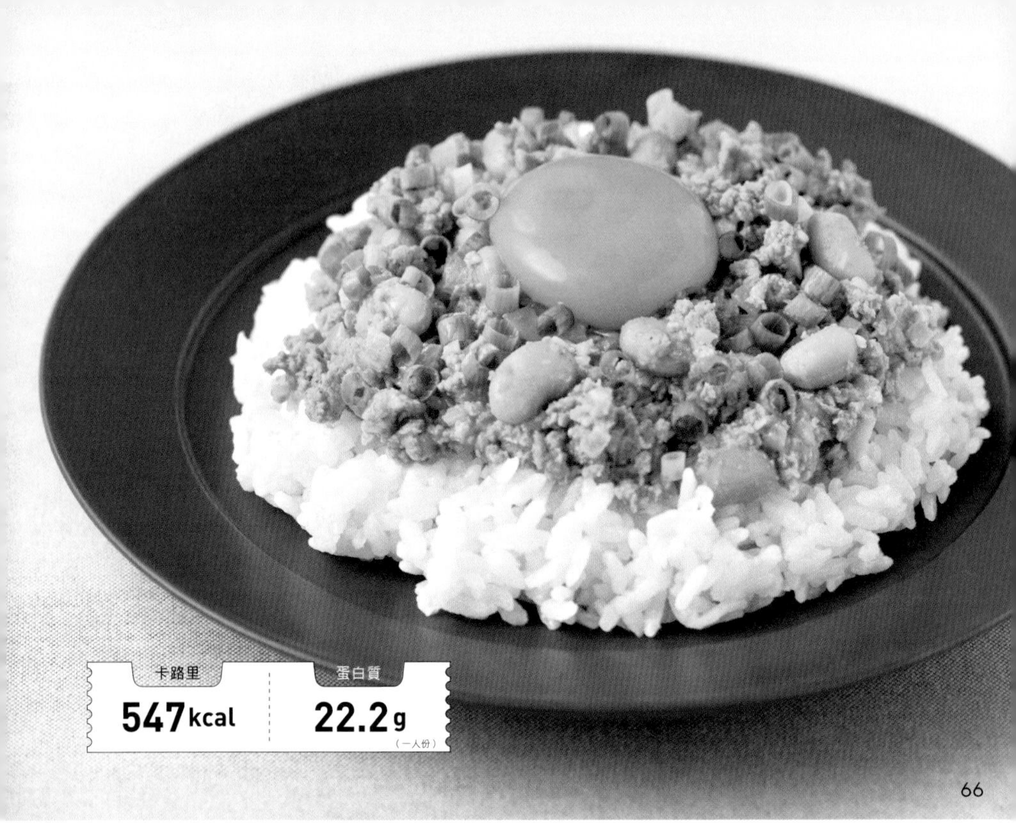

卡路里	蛋白質
547kcal	22.2g

（一人份）

和風乾式咖哩

加入黃豆可以增加植物性蛋白質。
即使肉類較少也是一道令人滿足的咖哩。

食材 （2 人份）

洋蔥……1/2 顆

A
- 味噌優格（P26）……50g
- 豬絞肉……100g
- 蒸黃豆……50g
- 咖哩粉……1 大匙
- 孜然粉……少許

白飯……300g

蛋黃……2 個

珠蔥……適量

作法

1. **洋蔥**切碎備用。
2. 在耐熱容器中加入 1 和 A，充分混合均勻，輕輕蓋上保鮮膜，用微波爐（600W）加熱約 8 分鐘。
3. 最後用容器盛**飯**，蓋上 2 與**蛋黃**。如果有的話可以撒上**珠蔥**點綴。

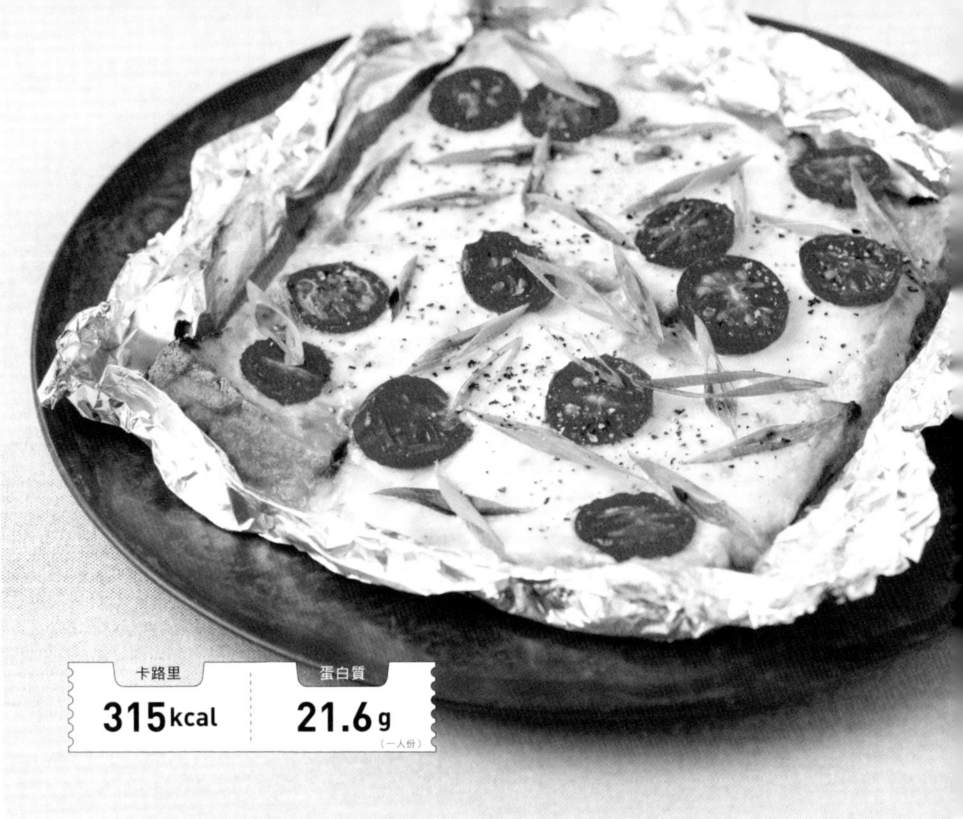

卡路里	蛋白質
315kcal	21.6g（一人份）

和風莫札瑞拉起司油豆腐披薩

不使用麵粉為基底，也能輕鬆享用牽絲披薩。
按照個人喜好撒上鰹魚粉也很美味。

食材（2人份）

油豆腐……200g
莫札瑞拉起司……100g
小番茄……4 顆
珠蔥……1 根
味噌優格（P26）……2 大匙
醬油……1 小匙
胡椒……少許

作法

1. **油豆腐**對半切。**莫札瑞拉起司**切片，**小番茄**各切成三等分的圓片。**珠蔥**斜切備用。
2. 在鋪好鋁箔紙的烤盤上排好**油豆腐**，塗抹味噌優格和**醬油**，鋪上**莫札瑞拉起司**和**番茄**，用小烤箱或烤網加熱至起司融化。最後撒上**珠蔥**和**胡椒**就完成了。

Point

莫札瑞拉起司是最適合減重的優良食材

莫札瑞拉起司是所有起司中脂肪量最低、蛋白質最高的一種，所以可以毫無罪惡感地享用。

菜單還能繼續擴充！效果超群的易瘦調味料

截至目前為止，介紹了三大易瘦調味料的減重效果和應用方法，其實擁有減重效果的調味料還有很多！接下來還要介紹四種調味料給大家。

味道多元才不會膩，

鹽麴檸檬

P70

檸檬中含有橙皮苷這種多酚以及檸檬酸，能有效分解脂肪並促進代謝。再加上鹽麴的發酵力量，能夠改善腸道環境，從體內幫身體大掃除。檸檬有助於恢復疲勞和放鬆，所以當人覺得疲倦、想吃清爽食物的時候最適合使用。

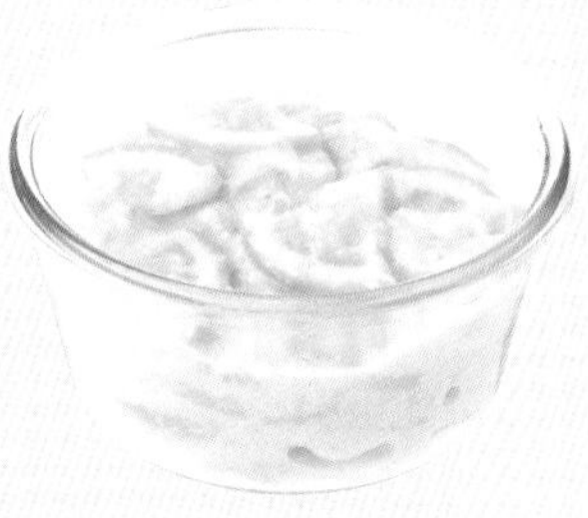

萬能番茄橄欖油

P72

切成小塊的番茄和蒜泥，加入橄欖油和食鹽製作成萬能調味油。橄欖油能刺激飽食中樞，抑制過食的情況，而且番茄有燃燒脂肪的功效，有助於減重。除此之外，番茄富含鉀元素，所以能有效消除水腫。

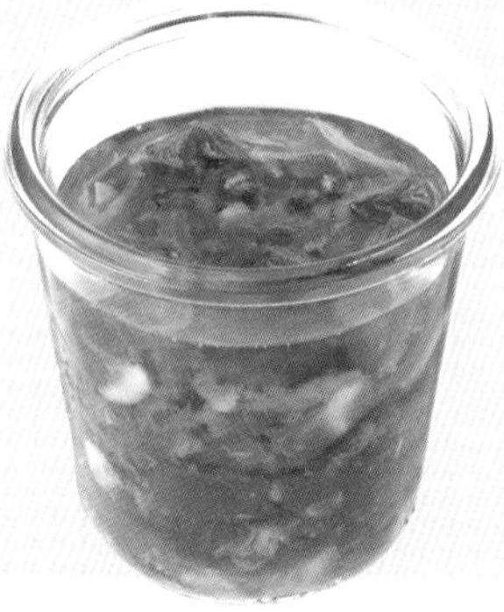

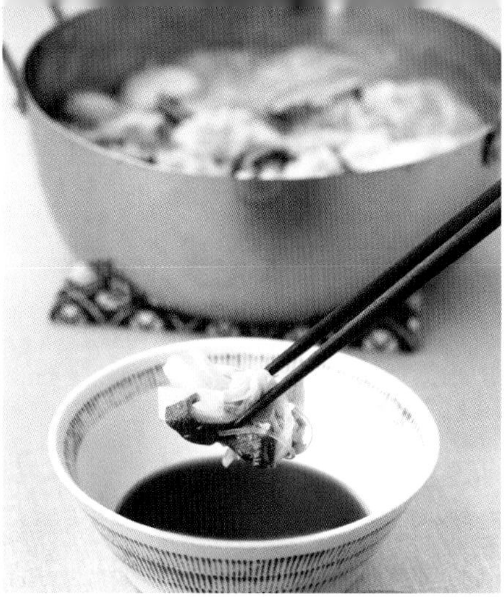

減重才能持之以恆，所以我們以基本的三大易瘦調味料為基礎，再加上一些變化，就能輕鬆持續享受美味。

4種易瘦調味料

不死甜的柑橘醋

P76

市售的柑橘醋大部分都添加了果糖、葡萄糖等容易發胖的糖類。因此，請各位自己製作柑橘醋。醋有助於促進新陳代謝，能夠打造出易瘦的身體。請用自製醋取代市售的柑橘醋，應用在各種料理上吧！

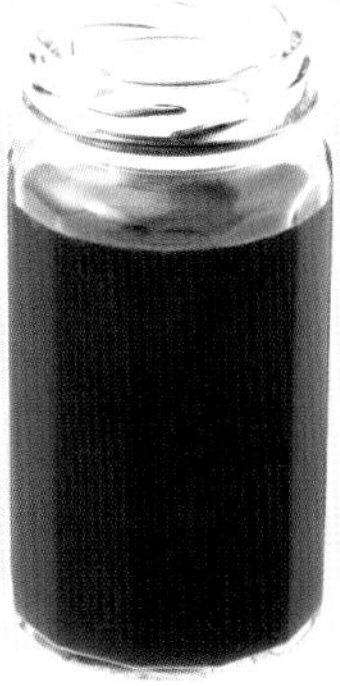

香料鹽

P74

咖哩當中具有獨特香氣的香料孜然，是一種具有減重與抗氧化功效的調味料。促進消化、脂肪代謝，不易產生中性脂肪。和食鹽混合在一起，就變成很好用的調味料，建議用在煎炒的料理中。

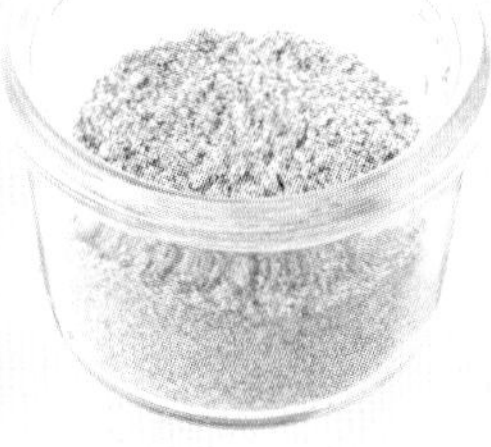

鹽麴檸檬

瘦得漂亮又年輕！
擁有抗老化效果的調味料

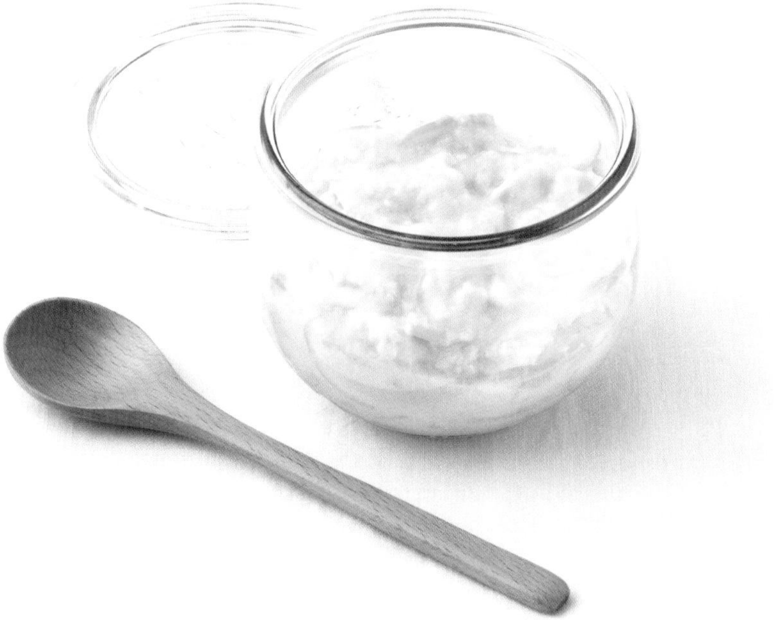

消除便祕、提升代謝力

抑制血糖上升

食材

鹽麴……100g

檸檬……1 顆

作法

1 檸檬切成扇形薄片。

2 所有食材加入容器中攪拌均勻，在冰箱靜置 3 ～ 5 天。每天都要攪拌一次。

保存期限

冷藏一個月

待鹽麴完全融化之後就完成了。冬天可以放久一點。別忘了偶爾要拿出來攪拌。

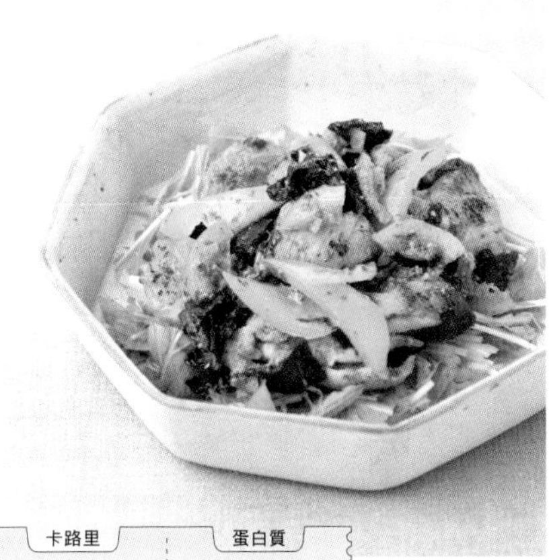

卡路里 191kcal　蛋白質 14.2g（一人份）

海苔鹽麴檸檬雞腿排

鹽麴的鮮味和檸檬的酸味，
讓雞肉柔嫩多汁！

食材（2 人份）

雞腿肉……150g
鹽麴檸檬……2 大匙多
海苔……1 片
醬油……1 小匙
水……100ml
水菜……30g
甜椒（黃）……1/4 個

作法

1. 用鹽麴檸檬抓醃雞肉。水菜切段，甜椒滾刀切成一口大小。
2. 用平底鍋將甜椒與雞肉帶皮的那一面煎至焦黃，翻面後撕碎海苔加入鍋中。倒入醬油和水，蓋上鍋蓋用中小火燜蒸 5 分鐘左右。
3. 打開鍋蓋讓水分蒸發，取出雞肉切成容易入口的大小。在容器中鋪好水菜，再盛裝雞肉與甜椒。

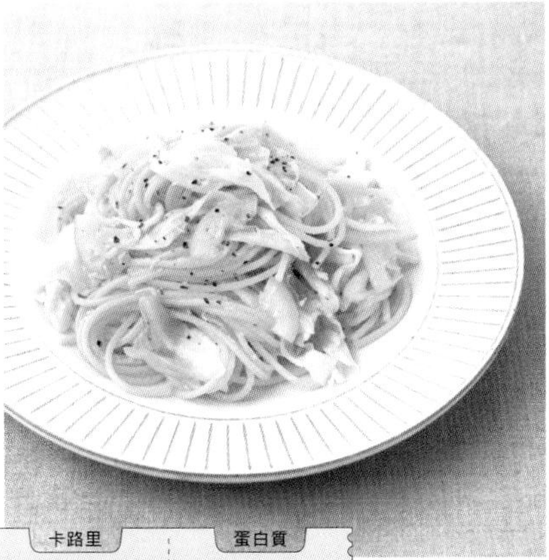

卡路里 393kcal　蛋白質 13.5g（一人份）

魩仔魚高麗菜檸檬義大利麵

只要攪拌均勻就能輕鬆完成！
清爽的香蒜義大利麵

食材（2 人份）

魩仔魚……50g
高麗菜……150g
大蒜……20g
無麩質義大利麵……140g
鹽麴檸檬……4 大匙
醬油……2 小匙
橄欖油……2 小匙
胡椒……少許

作法

1. 大蒜切碎，高麗菜切成 3cm 寬的大小。
2. 在平底鍋中倒入橄欖油與大蒜，小火翻炒至香味出來，加入高麗菜炒至微軟後，添加魩仔魚和鹽麴檸檬便關火。
3. 義大利麵用鹽水（熱水中加入 1% 的食鹽）汆燙，比外包裝指示的汆燙時間少 2 分鐘，麵燙好之後和燙麵水 100ml 一起加入 2，用中火拌炒至水分收乾。最後用醬油調味並撒上胡椒。

萬能番茄橄欖油

三種食材對脂肪產生效用，
是減重的強力後援！

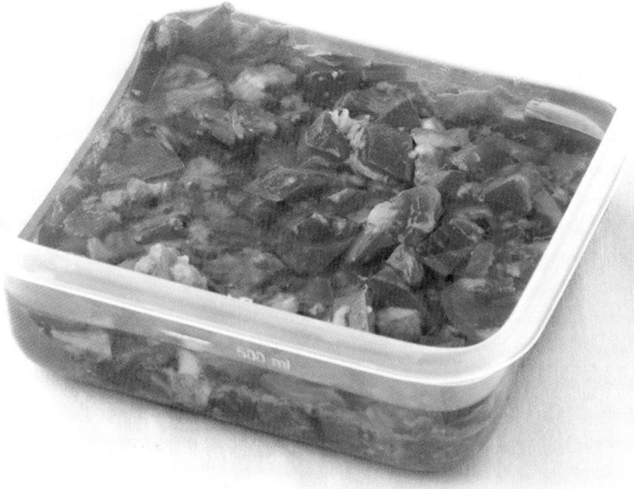

橄欖油可以刺激飽食中樞

燃燒脂肪、消除水腫

食材　（容易製作的分量）

番茄……2 顆　食鹽……1 小匙

大蒜……20g　橄欖油……100g

作法

1 **番茄**切小塊，**大蒜**磨成泥。

2 1 和**食鹽**倒入保存容器中，加入**橄欖油**攪拌均勻。在冰箱靜置 30 分鐘。

保存期限

冷藏一週

食鹽的分量多一點，保存期限就能延長。如果橄欖油凝固，就要充分攪拌後再使用。

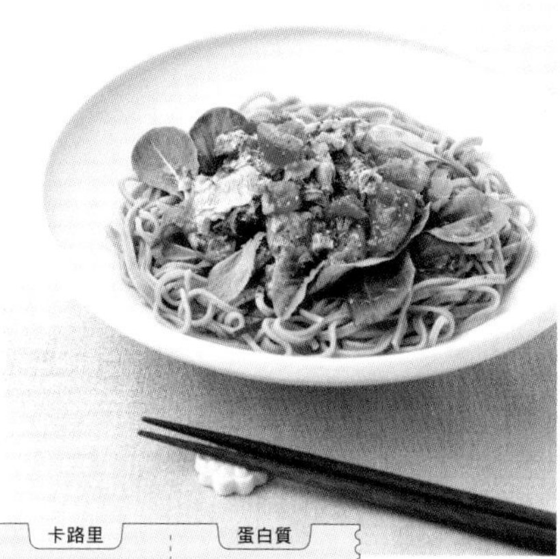

卡路里 617kcal　蛋白質 32.6g（一人份）

微辣鯖魚番茄蕎麥麵

用家裡現有的食材就能完成的簡單料理。
靠番茄醬汁提升燃燒脂肪的效果！

食材 （2 人份）

蕎麥麵（乾燥）……2 人份

A
- 水煮鯖魚罐頭……1 罐（180g）
- 醬油……1 大匙
- 燉煮味醂（P18）……2 大匙
- 醋……2 小匙
- 塔巴斯科辣椒醬……適量

萬能番茄橄欖油……4 大匙（80g）

綜合生菜……20g

胡椒……少許

作法

1. 萬能番茄橄欖油和 A 混合備用。
2. 蕎麥麵燙熟後瀝乾水分盛盤，加入綜合生菜和 1 並灑上胡椒。整體攪拌均勻之後即可享用。

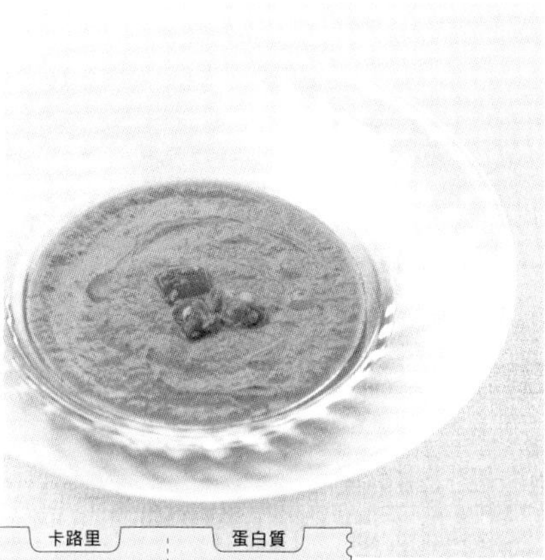

卡路里 95kcal　蛋白質 0.9g（一人份）

簡易西班牙冷湯

生鮮蔬菜和番茄汁製作而成，
清爽又健康的冷湯。

食材 （2 人份）

西洋芹……50g

甜椒（黃色）……1/4 顆

萬能番茄橄欖油……4 大匙（80g）

番茄汁（無鹽）……100g

水……4 大匙

塔巴斯科辣椒醬……適量

食鹽……少許

橄欖油……適量

作法

1. 西洋芹和甜椒切成 2cm 寬。
2. 在攪拌器中加入所有食材，打至滑順之後用食鹽調味。盛入容器中，可以的話淋一圈橄欖油並點綴一些萬能番茄橄欖油。

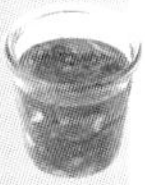

香料鹽

孜然擁有強大的減重效果，
除了能享受香味之外，也是很方便的佐料

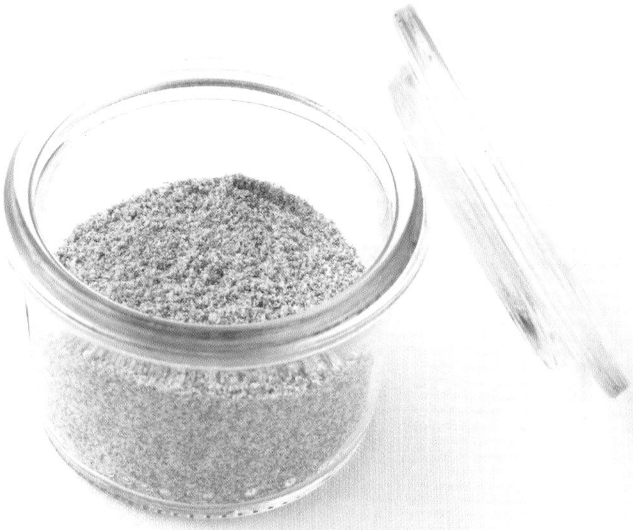

不易形成中性脂肪！

具有燃脂效果

食材 （容易製作的分量）

食鹽……2 小匙

孜然粉……3 小匙

作法

在容器中加入**食鹽**與**孜然粉**，充分攪拌均勻。

保存期限

常溫一～二個月

因為幾乎不含水分，所以可以存放很久。用可以密封的容器保存，香料的香味才不會散失。

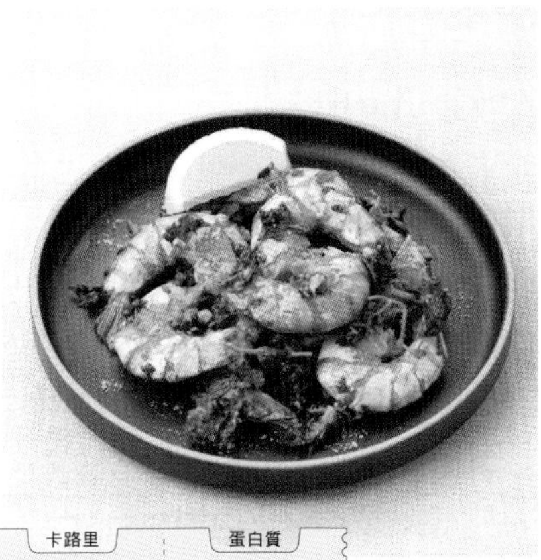

卡路里 **99** kcal

蛋白質 **14.9** g（一人份）

香料鹽炒蝦

低卡的蝦最適合減重！
帶殼一起吃，營養價值更高。

食材 （2 人份）

帶殼蝦……150g

大蒜……20g

巴西里……20g

水……3 大匙

香料鹽……1/2 小匙

橄欖油……1 小匙

切片檸檬……適量

作法

1. 大蒜拍碎備用。蝦子去腸泥，剪掉蝦尾和尖刺，用水徹底清洗再擦乾水分。巴西里切段。
2. 平底鍋加入橄欖油和大蒜用小火煸炒，待出現香味再加入蝦子，蝦子變色之後加入水和香料鹽、巴西里拌炒。盛裝到容器中，按個人喜好添加檸檬。

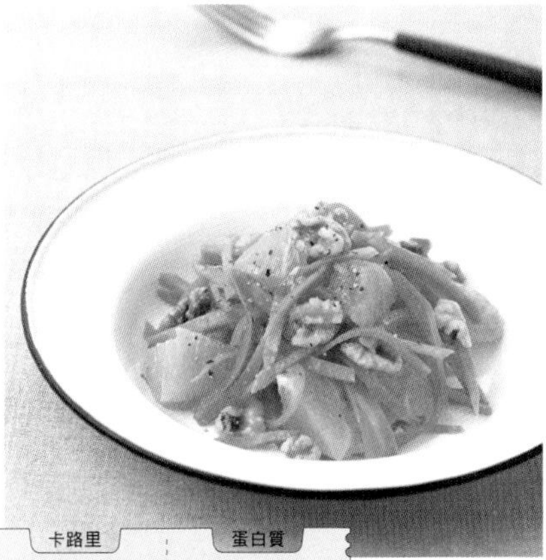

卡路里 **68** kcal

蛋白質 **1.3** g（一人份）

柳橙紅蘿蔔絲沙拉

紅蘿蔔沙拉做成時尚的西式風味。
選用具有抗氧化效果的食材。

食材 （4 人份）

紅蘿蔔……1 根

柳橙……1/2 顆

核桃……20g

香料鹽……1/2 小匙

醋……1 小匙

橄欖油……1 小匙

香料鹽……適量

作法

1. 胡蘿蔔切粗絲，撒上香料鹽，放置 10 分鐘左右。柳橙剝皮切成一口大小。
2. 胡蘿蔔出水之後將水分擰乾，加入柳橙、醋、橄欖油、切大塊的核桃攪拌均勻，最後用香料鹽調味。

不死甜的柑橘醋

剔除多於糖分的手工柑橘醋。
比市售的商品更清爽。

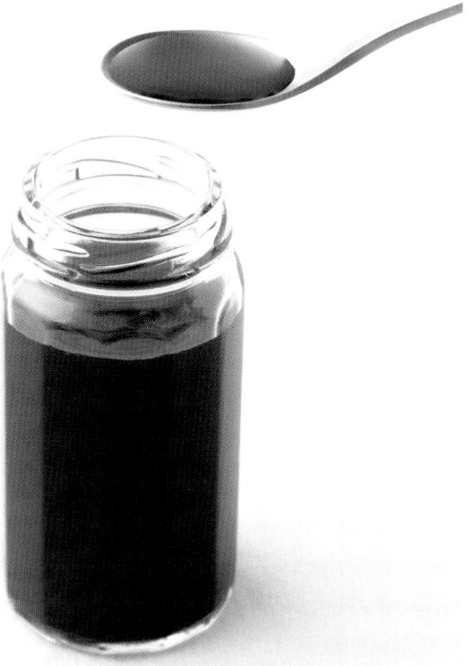

憑藉醋酸的力量燃燒脂肪！

抑制血糖急速上升

食材 （容易製作的分量）

醬油……6 大匙
蘋果醋……4 大匙
檸檬汁……2 大匙

如果怕酸，可以加一點燉煮味醂（P18）！

作法

將所有食材加入保存容器攪拌均勻。

保存期限

冷藏一個月

保存期限會受醬油的鹽分影響，但無論如何一定要放進冰箱冷藏保存。放一段時間之後，酸味會變得比較溫和。

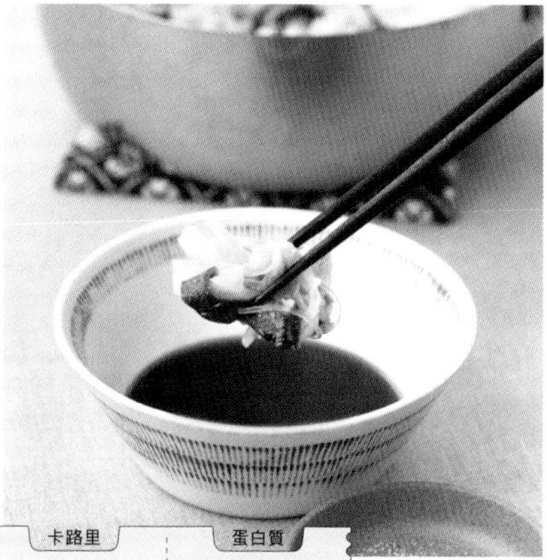

卡路里	蛋白質
172 kcal	6.0 g（一人份）

扁爐火鍋佐柑橘醋醬汁

只用健康的食材煮火鍋，
就算吃很多也不會有罪惡感！

食材 （2 人份）

乾香菇……4 片
白菜……500g
冬粉……50g
水……600g
不死甜的柑橘醋……適量
食鹽、辣椒粉……各適量

作法

1. 在鍋中加入**乾香菇**和**水**，泡開的乾香菇切成 1cm 寬。**白菜**切成 1.5cm 寬。
2. 在1的鍋中加入**白菜**煮至沸騰，待白菜煮軟再加入**冬粉**。冬粉煮開之後就完成了。最後沾不死甜的柑橘醋、**食鹽**、**辣椒粉**享用。

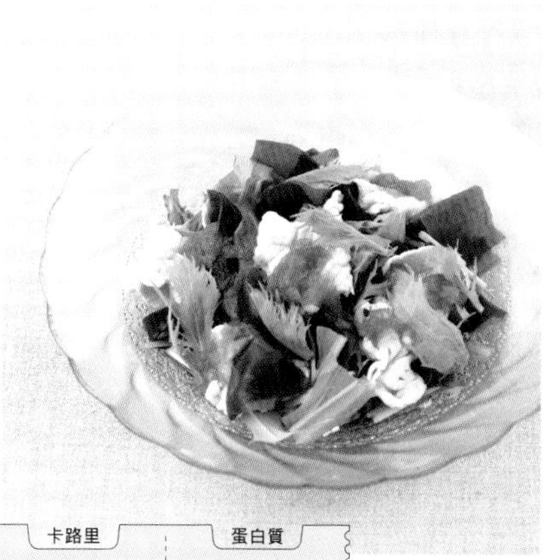

卡路里	蛋白質
156 kcal	11.4 g（一人份）

涮豬肉海帶芽沙拉

涮豬肉與海帶芽是最佳組合。
搭配不死甜的柑橘醋，就是一道清爽的料理。

食材 （2 人份）

豬肉薄片（涮涮鍋用）……100g
水菜……60g
海帶芽（乾燥）……1 大匙
洋蔥泥……1/4 顆
不死甜的柑橘醋……1 又 1/2 大匙

作法

1. 不死甜的柑橘醋和**洋蔥泥**混合備用。**海帶芽**先泡開。**水菜**切成 3cm 的小段。**豬肉**涮過之後浸冰水，然後擦乾水分。
2. **海帶芽**、**水菜**、**涮豬肉**盛盤，淋上**洋蔥泥柑橘醋**。

〈 COLUMN 2 〉

零罪惡感！我的愛用調味料

選擇對身體好的調味料，就是瘦得漂亮的第一步。本文介紹我平時愛用的調味料。不一定要使用我推薦的調味料，但是如果不知道該怎麼選，可以參考看看。

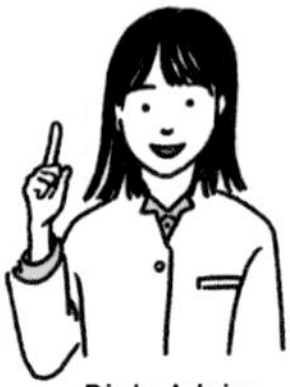

Rie's Advice

NUTIMASU海鹽

NUTIMASU

使用沖繩海水製成的海鹽。我已經使用 6 年以上了。內含 12 種礦物質，其中鎂含量是一般食鹽的 200 倍！另外，鹽分比一般食鹽低 25%，最適合調整已經變遲鈍的味覺。可以說是我心目中最佳的食鹽選擇。

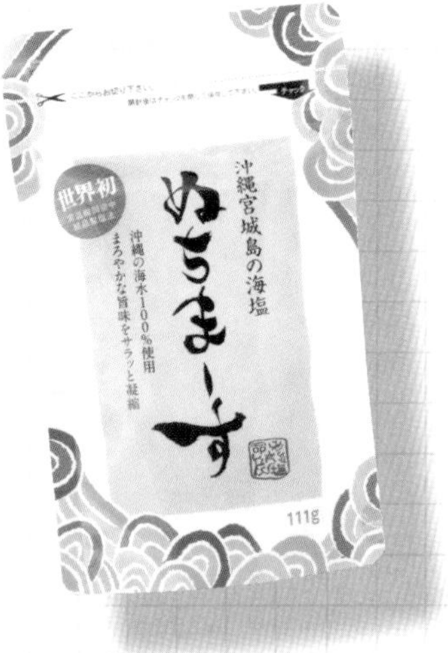

生詰無食品添加物丸大豆生醬油

FUNDOKIN

沒有經過加熱處理，無添加的生醬油。相較於有加熱處理的商品，這款醬油的香味比較強，口味也更溫和，又濃厚又有層次的味道就是最大特色。無論是什麼料理都能搭配，燉煮、燒烤、沾醬，我們家都只用這一款醬油。

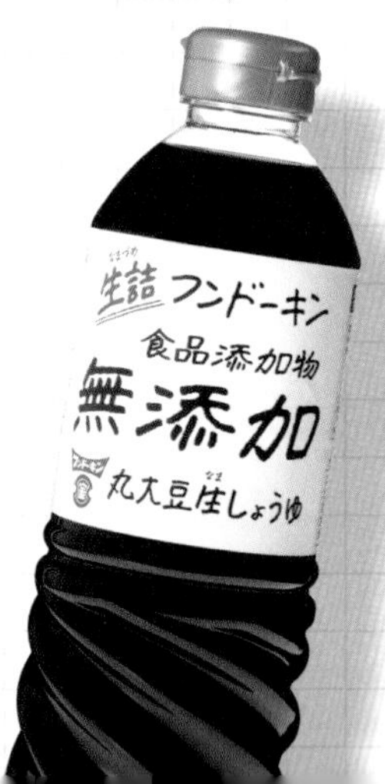

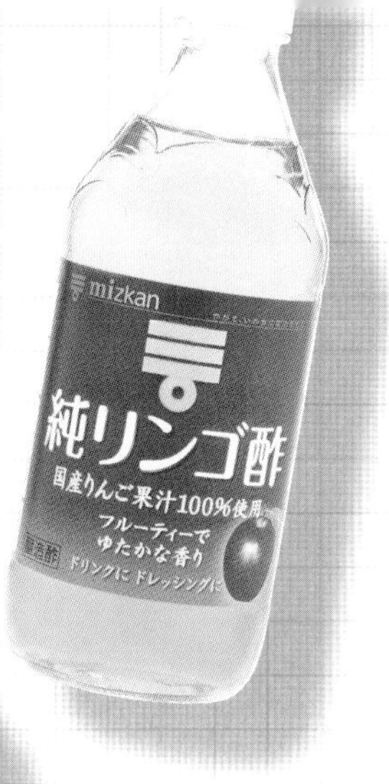

純蘋果醋

MIZKAN

有水果香氣與溫和口感，即使是不太敢吃酸的人也容易入口。產品只使用醋和日本國產蘋果製造，所以即便是減重的時候也能放心吃。除了料理之外，也推薦加在氣泡水或豆漿裡面飲用（P84）。

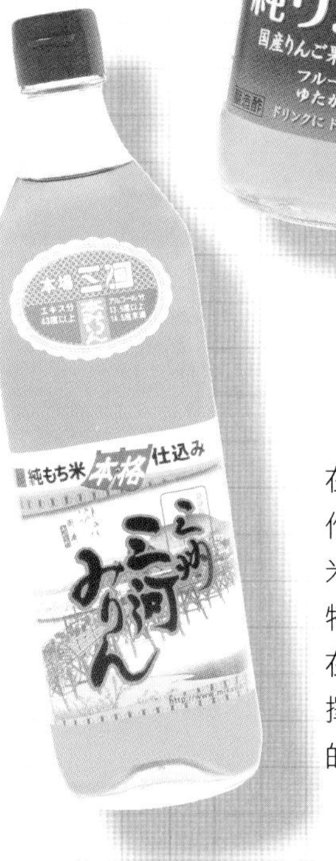

三州三河味醂

角谷文治郎商店

在味醂的名產地三河，用古法製作的本味醂。使用嚴選的糯米、米麴、燒酒等簡單的原料製作，特徵是優雅的甜味與鮮味。為了在新鮮的時候使用完畢，我都選擇 300ml 的少量包裝或者 700ml 的商品。

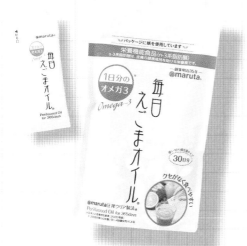

每日紫蘇油（3g*30包）

MARUTA

按照一日攝取量，分別包裝成 3g 的紫蘇油。可以防止開封後氧化，也方便攜帶。能夠補充容易缺乏的 Omega-3 脂肪酸，具有降低中性脂肪的效果。我會把紫蘇油和 NUTIMASU 海鹽混合加入飲料或味噌湯裡。另外我也很推薦亞麻仁油。

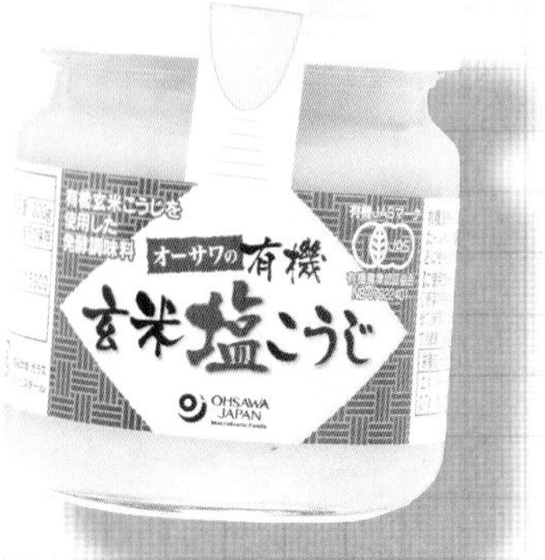

OHSAWA的
有機玄米鹽麴

OHSAWA JAPAN

選擇不使用農藥與化肥栽培的有機玄米製作而成的鹽麴。玄米富含維他命與礦物質等營養素，鹽麴又具有發酵食品的力量，一項商品就能同時攝取兩大好處。和燙熟的菇類攪拌均勻，就是充滿營養的一道菜。

特選無添加
天然高湯包

MAEKAWA TASTE

選用柴魚、昆布、沙丁魚、乾香菇、沙丁魚乾製成的無添加天然高湯包。我喜歡這款商品香氣十足，而且做成高湯包很方便使用。可以在各種料理上應用，所以我都買大容量，當作常備調味料。

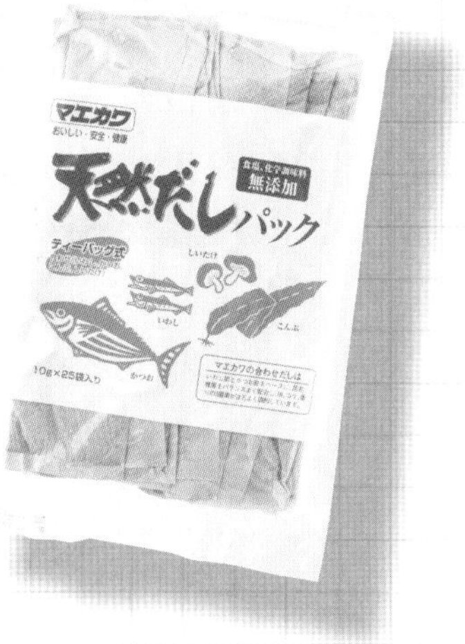

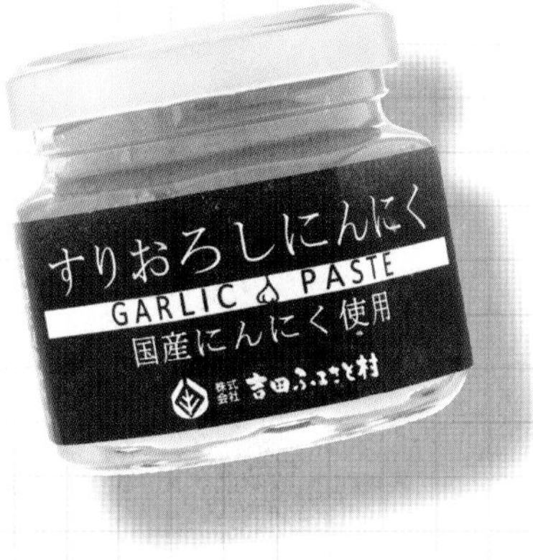

大蒜泥

YOSHIDA-FURUSATOMURA

不使用香料、防腐劑、色素的罐裝大蒜泥。有別於管狀包裝的大蒜泥，這款商品就像剛磨好一樣水潤而且充滿香氣，會讓料理更加美味。可以省去磨泥的時間，想稍微用一點蒜泥的時候非常方便。

PART
3

認真吃也不會胖！

以調味料重整飲食習慣

重新審視基礎調味料，打造瘦身的基底！

選擇調味料時，重點在於原料要盡量單純、不含添加物！因為攝取過多食品添加物會對肝臟造成負擔。其實，基礎代謝量最大的就是肝臟。也就是說，攝取過多食品添加物，會讓肝臟負擔變重，導致代謝變差，身體也會容易肥胖。除此之外，食品添加物雖然可以抑制細菌繁殖，讓食材不易腐敗，但攝取過多也會抑制腸內細菌的繁殖，導致腸道環境失衡。更恐怖的是，添加物會直接刺激大腦，使味覺變遲鈍、提高食慾，甚至有可能會上癮。就算使用易瘦調味料，製作過程中選擇添加物過多的調味料也可能會功虧一簣，所以請再度確認家裡的調味料有沒有含食品添加物。

另外，食鹽有很多種類，但精緻鹽在製造過程中剔除有益身體健康的礦物質，99.5%都是化學成分氯化鈉。既然要使用，那就選擇富含鎂和鈣等天然礦物質的海鹽吧。

醬油和味噌等發酵調味料有兩種熟成的方法，一種是在天然氣溫變化之下熟成的「天然釀造」，另一種是人工熟成的「快速釀造」。天然釀造充滿大量的活性發酵菌，身體能夠接受好菌的恩惠，所以購買的時候請選擇有標示「純釀造」的商品。

選擇的重點

食鹽

選擇富含天然礦物質的商品

在食品標示中有寫到「日曬、手工」等字樣的最佳。沖繩產的「NUTIMASU」礦物質非常豐富，所以我很推薦。

醬油

無添加的純釀造醬油最佳

只要有標示純釀造，無論薄鹽口味還是原味都 OK。不過，使用薄鹽醬油很難用外觀判斷鹹淡，所以要小心控制用量避免過鹹。

味醂

要小心味醂風味調味料！
選擇本味醂最安心

味醂風味調味料添加了高果糖漿和水飴等容易發胖的糖分所以 NG。要選擇有標明本味醂的商品。

味噌

選用純釀造味增才能獲得
味噌原有的力量

純釀造味增含有活性酵母，所以能夠改善腸道環境。和任何料理都能搭配，如果有混合多種味噌的混搭味增，料理時就會很方便。

每天喝一口就會瘦！蘋果醋的超能力

蘋果醋因為有絕佳減重效果，所以這幾年廣受矚目。其特徵是水果香氣和溫和的酸味，就算是不愛吃酸的人也容易入口，因此特別吸引人。和其他種類的醋相比也比較沒有特殊的味道，和各種料理都能搭配。蘋果醋的主要功效有三項。

第一是蘋果醋中的醋酸功效。醋酸在抑制脂肪形成的同時，也能分解脂肪，是減重人士的最強夥伴。每天飲用蘋果醋，就能漸漸打造出易瘦體質。第二項功效是改善水腫和便祕等排毒效果。蘋果中的鉀可以排除多餘的水分。而且，醋酸可以活化腸道，消除便祕。第三是檸檬酸提升代謝的效果。檸檬酸可以防止脂肪累積，提升代謝能力。代謝變好，全身的細胞都能活化，也容易打造易瘦體質。檸檬酸有恢復疲勞的效果，所以忙於工作、感到疲勞的人也很推薦飲用。蘋果醋好處多多，可以積極攝取。

蘋果醋的攝取量大概是每天1～2大匙左右。只要喝一口左右的量，就能充分體會到效果。話雖如此，直接飲用會太酸，有可能會傷到喉嚨和胃，和其他飲品一起調製會比較容易入口。當然，當作調味料使用也能得到相同的功效。

我會提供飲用方法的建議，請各位參考。

攝取方法

1　蘋果醋×氣泡水

一杯氣泡水加入一大匙蘋果醋就完成了。風味非常清爽，很推薦洗完澡的時候飲用。

2　蘋果醋×豆漿

一杯豆漿加入一大匙蘋果醋。質地會變得濃稠，能稍微墊一下肚子，可以當成點心享用。

3　蘋果醋×納豆

一盒納豆加入一大匙蘋果醋攪拌均勻。納豆有整腸功效，對消除便祕很有效果。

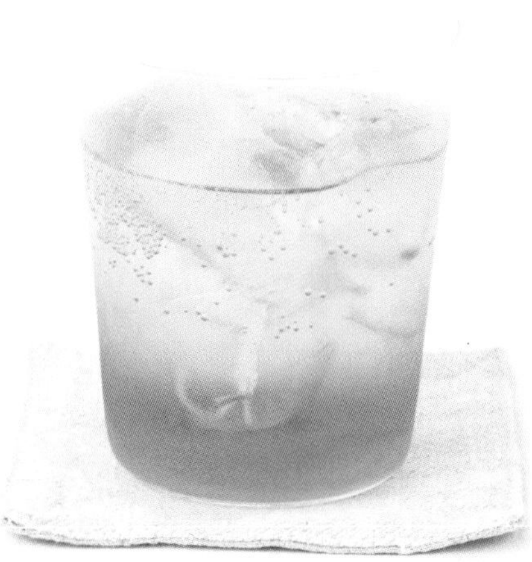

無法戒掉甜食的人最適合「赤藻糖醇」

減重的大敵就是白砂糖，應該有很多人不清楚原因吧。這其實和血糖值有很大的關係。所謂的血糖值就是指血液中的葡萄糖濃度，攝取糖分血糖就會升高，過一段時間又會恢復，不過血糖升高的模式會因為砂糖的種類不同而改變。血糖突然上升，腦內會分泌多巴胺和血清素等讓人感到幸福的賀爾蒙，所以會覺得「吃甜食好幸福」。然而，急速上升的血糖，也會像搭雲霄飛車一樣急速下降。如此一來就會變成低血糖狀態，身體也會判定「必須攝取更多糖」。因此，人會變得越來越嗜糖，沒辦法戒掉糖分。白砂糖是所有砂糖中純度最高的，所以最容易上癮。為了避免砂糖中毒，盡量不吃白砂糖才是聰明的選擇。

除此之外，比白砂糖更危險的就是前文一直提到的NG調味料「高果糖漿」。高果糖漿比白砂糖更便宜，所以經常當作運動飲料或調味料等加工食品的甜味

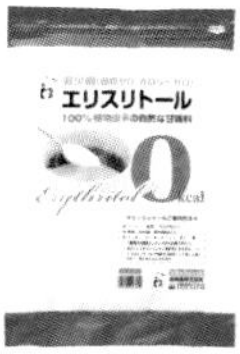

標示100%赤藻糖醇的產品最佳。網購可以輕鬆買到赤藻糖醇，但實體店鋪很難找到。赤藻糖醇的主原料也有「羅漢果萃取物」等不同的來源。

來源，很可能會讓人在不知不覺中大量攝取。高果糖漿的甜味很強，成癮性比白砂糖更高。如果想要減重，就要以堅定的態度拒絕。

推薦取代白砂糖的調味料就是本書介紹的「燉煮味醂」和赤藻糖醇。燉煮味醂的原料是本味醂，如本書第16頁所示，屬於低GI（餐後血糖上升指數）、適合減重的甜調味料。

赤藻糖醇是將玉米澱粉製作的葡萄糖，透過酵母發酵製作成的天然甜味劑。熱量竟然是零卡，而且比日本規定更嚴格的國外也沒有攝取規定，可以說安全性非常高。另外，赤藻糖醇的甜度是白砂糖的70～80％，特色就是不會死甜。對無法戒掉甜食的人來說，先用赤藻糖醇待替白砂糖，就可以慢慢習慣不死甜的甜味。接著只要漸漸減少砂糖用量，就能夠在不勉強自己的狀態下自然脫離對糖的依賴。

標榜健康都是錯覺？
無油沾醬就是變胖的元凶

各位是不是覺得「無油沾醬」聽起來就很健康？以前我身為一個萬年減重者的時候，為了減重曾經準備大量沙拉，然後淋上大量無油沾醬吃。當你還在易胖味覺的狀態下，吃沙拉的時候少量的沾醬根本無法滿足味蕾，往往為了彌補而使用過量的沾醬。然而，這麼做就等於在吃含糖的零食。

因為大多數的無油沾醬雖然不使用油，但是為了讓味道更濃，會使用比一般醬汁更多的糖來取代。而且，選用的糖幾乎都是最容易讓人發胖的高果糖漿。

高果糖漿是一種葡萄糖異構糖漿，也就是以果糖和葡萄糖為主原料製成的液態糖漿。葡萄糖異構糖漿分成以下四類。

①葡萄糖果糖糖漿＝果糖比例未滿50％
②果糖葡萄糖糖漿＝果糖比例占50～90％
③高果糖糖漿90＝果糖比例占90％以上
④在①～③的糖漿中加入10％以上砂糖

果糖比例越高，甜度就越強，也越容易成癮。

而且高果糖漿的糖化風險比葡萄糖高十倍。所謂的糖化，指的是在飲食、飲料中攝取多於糖分，和體內的蛋白質、脂質結合，導致細胞劣化的現象。又被稱為「身體的焦化」。目前已知糖化終產物（AGEs）會破壞細胞，造成皮膚出現皺紋、斑點，也會提高動脈硬化、罹患阿茲海默症的風險。為了自身健康，高果糖漿可以說是絕對要避免的食品。

其實，我自己也是在不攝取高果糖漿之後，減重的效果就肉眼可見地變好。比起二十幾歲瘦不下來的那段時間，我現在的皮膚、頭髮更漂亮，不容易疲勞，每天都很有活力。

充滿糖的番茄醬比美乃滋更容易讓人發胖

重口味料理不可或缺的調味料就是番茄醬和美乃滋，各位覺得這兩種調味料，哪一個比較容易讓人變胖呢？美乃滋有種充滿油脂的印象，番茄醬的原料是番茄，所以感覺比較健康對吧。正確答案請見下文。

驅動身體的三大營養素之中，最容易變成脂肪堆積的就是糖分，接著是脂質、蛋白質。因此，易胖的基準比起熱量更應該看糖分。糖攝取過多，會直接導致體重上升。也就是說，番茄醬比美乃滋更容易讓人變胖。平時吃飯習慣配大量番茄醬的人，這有可能就是瘦不下來的原因，現在請重新審視一下自己的飲食習慣吧。

順帶一提，美乃滋的餐後升糖值GI值低，意外地屬於不易胖的調味料。不過，需要注意的是和美乃滋一起搭配的食物。美乃滋的主要成分為脂質，脂質和糖一起攝取的話，就會更容易堆積脂肪。因此，富含糖分的白飯、拉麵、炸雞等如果沾美乃滋一起吃，很快就會變胖。如果要使用美乃滋，建議和花椰菜等蔬菜，或者是水煮蛋等蛋白質一起享用。

話雖如此，番茄醬和美乃滋攝取過多都會使得味覺變遲鈍，所以平時的飲食還是以本書介紹的易瘦調味料為基礎，偶爾想放縱的時候再使用，就是能夠順利減重的祕訣。

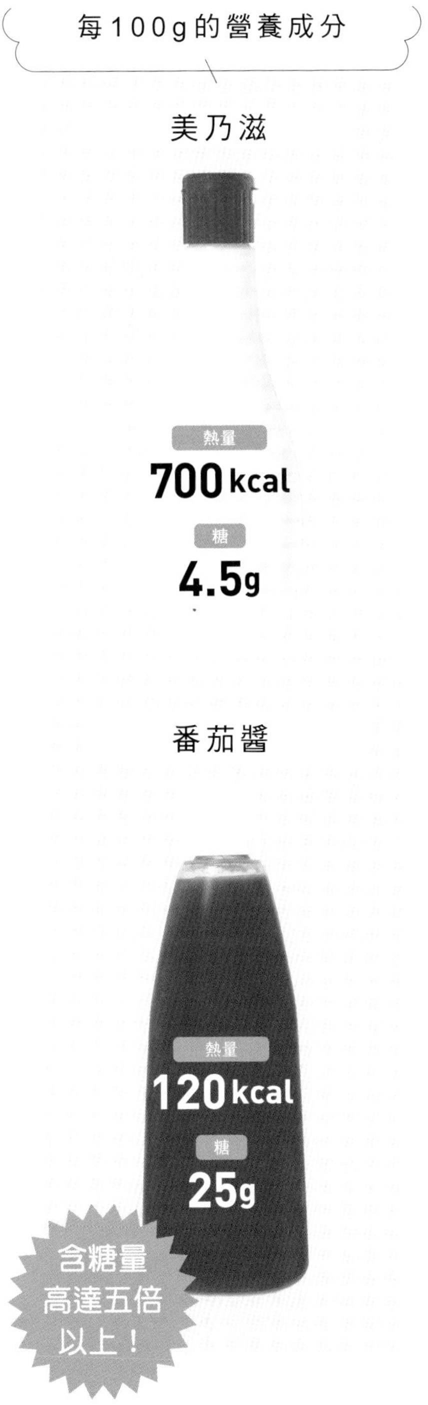
每100g的營養成分
美乃滋
熱量
700kcal
糖
4.5g
番茄醬
熱量
120kcal
糖
25g
含糖量
高達五倍
以上！

與其「避開油脂」不如選擇好油

大家通常都會認為「油脂是減肥天敵」，但這是錯誤知識。食用油當中有好油和壞油，積極攝取對身體好的油脂，才能瘦得更有效率。

對身體好的油，最具代表性的就是「Omega-3 脂肪酸」和「Omega-9 脂肪酸」。Omega-3 脂肪酸主要蘊含在亞麻仁油、紫蘇油、鯖魚等青背魚類中，具有抑制中性脂肪、膽固醇以及防止脂肪累積、促進血液循環等功效。另外，在橄欖油等油脂中含有 Omega-9 脂肪酸，可以擊退老化成因的壞膽固醇，幫助緩解便祕。除此之外，芝麻油等油脂中含有 Omega-6 脂肪酸的亞油酸，可以降低血液中的膽固醇，使脂肪難以附著。不過，一樣都是 Omega-6 脂肪酸，沙拉油、玉米油、大豆油就沒有這種功效，所以要小心。

除了建議積極攝取這種對身體好的油脂之外，也要提醒大家盡量避免一些不好的油。譬如乳瑪琳等加工油脂、速食店的油炸商品中含有的反式脂肪。反式脂肪又被稱為「可以吃的塑膠」，是非常危險的油脂，和 Omega-9 脂肪酸相反，會增加壞膽固醇、傷害體內細胞，是阻礙減重、引起老化現象的成因，所以要盡量避免攝取。

還有另一個要小心的狀況就是盡量避免攝取氧化過的油脂。目前已知油脂經過加熱就會氧化，這就是引起細胞老化的原因。油炸食物的使用的油脂，隨時間經過會漸漸氧化，所以便利商店和超市熟食區販售的油炸食物都要特別注意。如果真的很想吃油炸食物，我建議在家裡炸好就馬上吃。

雖然有一些油脂容易氧化，有一些不容易氧化，但無論什麼種類的油脂，都建議盡量在不加熱的情況下直接攝取。我會淋一茶匙的亞麻仁油或者紫蘇油在沙拉或納豆、味噌湯裡攝取。而且，這幾年有販售單包裝的油脂（第79頁）。單包裝很方便攜帶，請各位務必多多應用，積極攝取好油。

靠辛香料突破常見的停滯期！

減重過程中，料理的菜單往往會變得單調。不過，如果料理的口味一直沒有變化，減重這件事就會變得令人厭煩。為了要快樂地持續下去，增加料理的口味就是減重的祕訣。我最推薦增添香味或風味時使用辛香料。

薑或辣椒等都是有名的辛香料，但是除此之外還有在咖哩中會用的孜然、甜點會用到的肉桂，還有很多不同的種類。這些辛香料能夠輕鬆地改變味道，而且幾乎零糖分。有很多辛香料還有助於促進健康或減重，不妨積極攝取。不過，有些辛香料是可以入藥的，效果很好但要注意攝取量。辛香料每次的攝取量大約是半茶匙左右，如果是粉狀的話，撒一次就已經能充分發揮功效了。

具有減重功效的辛香料

肉桂

提高體溫有助養成易瘦體質
推薦給怕冷的人

肉桂經常用在甜點或飲品中，當作添加香味與風味的辛香料，最大的特徵就是微微的甜味、獨特的香氣與辣味。香味的成分為肉桂醛，能夠燃燒脂肪、提高體溫。每天建議攝取量為 1g 左右。在紅茶裡撒肉桂粉做成肉桂茶，就能夠輕鬆攝取。

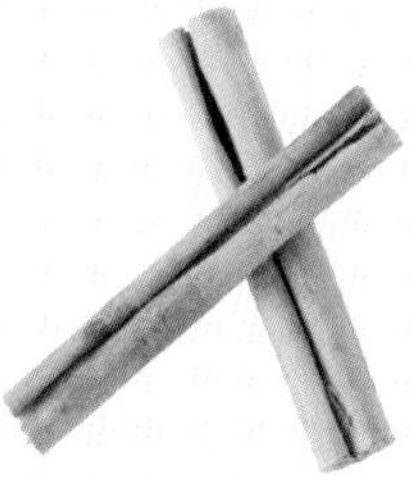

辣椒

提升體溫和代謝
同時燃燒脂肪！

只要加入平時的料理中，就能增添辣味，是能夠輕鬆享受味道變化的代表性辛香料。辣椒的辣味來自辣椒素，能夠刺激腎上腺素，促進血液循環。因此，能夠拉高體溫，促進新陳代謝。不過同時也具有促進食慾的作用，所以要注意不能攝取過量。

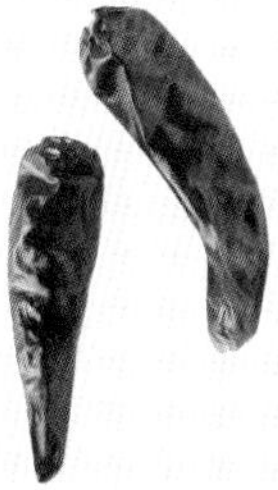

薑

幫助身體加溫、促進新陳代謝
健康與美容的特效藥！

薑的辣味來自薑辣素，能夠促進血液循環，讓身體溫暖，具有改善怕冷症狀、促進代謝的功效。有助於養成易瘦體質。薑辣素加熱、乾燥之後會變成薑烯酚，暖身的功效會更強，所以加入熱湯或紅茶等飲品中，會更能發揮功效。

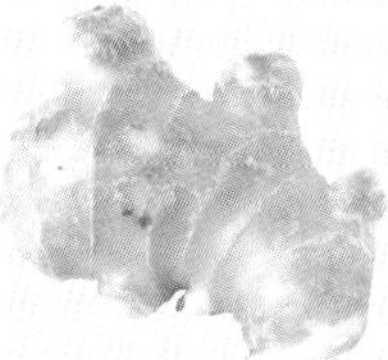

孜然

養成能夠燃燒脂肪的身體
咖哩的核心香料

孜然經常被拿來當作咖哩的原料之一。含有植物固醇和檸烯等成分，可以抑制膽固醇的吸收，檸烯可以促進代謝、燃燒脂肪。而且孜然富含維他命 C、維他命 B2、維他命 E 等具有減重功效的維他命，每天只要攝取 3g 就有減重的功效。

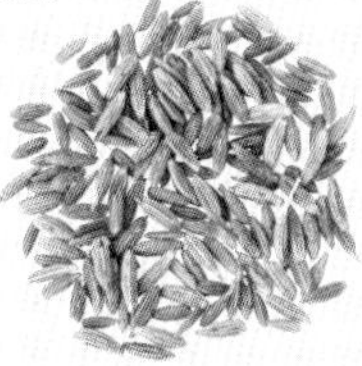

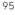

即食食品只要好好選，也能成為減重的幫手

泡麵和即食咖哩等方便又美味的即食食品，其實是忙碌現代人的好夥伴。應該有很多人在家裡常備這些商品吧。不過，即食食品雖然方便，每天吃一定會胖。即食食品並非絕對不能吃，只是要吃的話，選擇方式和吃的方式其實都各有訣竅。

選擇商品的第一個重點，就是盡量不要有食品添加物。第82頁提過食品添加物的可怕之處，即食食品中很多都含有食品添加物，所以要特別注意。這幾年因為大家重視健康，所以有越來越多商家販售不含添加物的即食食品，只要選擇沒有防腐劑、色素的無添加商品就能安心享用。

吃的重點在於不要完全靠即食食品填飽肚子。即食食品當中很少有肉類、魚類、蔬菜等食物，營養成分偏向醣類居多。因此，如果要吃的話，就限制在

即食食品的選擇方式

1 不要買回來放

如果家裡常備即食食品，就算沒有特別想吃，手也會不小心伸過去。只有在真的很想吃的時候才去買，吃的頻率就會自然而然地下降。

---

2 選擇無添加的商品

攝取過多食品添加物不只會讓代謝變慢、容易變胖，味覺也會跟著混亂，口味不重就無法滿足味蕾。食品添加物很容易讓人成癮，所以盡量選擇食品添加物少的商品為佳。

---

3 加上不足的營養素

吃義大利麵或者拉麵等碳水化合物偏多的即食食品時，將分量控制在一個拳頭大小，搭配即食雞肉、沙拉等商品就能營養均衡。

一個拳頭的份量，搭配即食雞肉等商品，就可以同時攝取蛋白質和維他命。

如果專注在易瘦飲食，又不想自己下廚料理的時候，不妨用罐頭來替代即食食品。很多罐頭幾乎沒有使用食品添加物，可以獲得食材的完整營養。譬如鯖魚的水煮罐頭，營養滿分而且很方便！直接吃也很好吃，所以是減重人士的寶物。

果醬和蜂蜜，要選哪一個？

蜂蜜和果醬都可以抹在吐司上或者加在優格裡面，但是這兩種食物以健康和減重的觀點來看是截然不同的兩種東西。雖然都是糖類，但一個是砂糖，另一個則是營養的寶庫！各位知道哪一個對身體比較好嗎？沒錯，就是蜂蜜。

果醬是在水果中加入50～100％的砂糖燉煮而成。水果裡面雖然含有維他命，但是果醬本身幾乎都是砂糖。另一方面，蜂蜜富含維他命和礦物質，有益健康和美容的營養素高達180種。蜂蜜的減重效果主要有以下三項。

【蜂蜜的減重效果】

①調整腸道環境、促進代謝

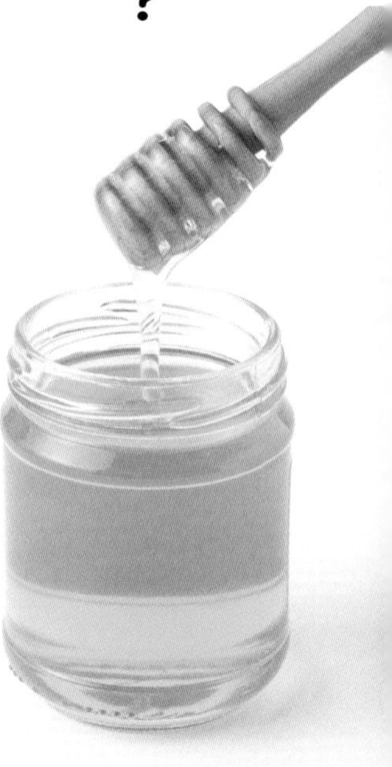

蜂蜜含有葡萄糖酸和寡糖，可以抑制壞菌、增添好菌，改善腸道環境。還能消除便祕、養顏美容。除此之外，蜂蜜還富含維他命B群、維他命C、多酚等成分。這些成分可以促進體內能量的代謝，防止脂肪累積。

② 血糖值和緩上升而且能長時間維持

和燉煮味醂相同，蜂蜜也是低GI的食物，血糖上升速度慢，而且能長時間維持，所以不容易感到餓，具有預防過量進食的效果。

③ 提升睡眠品質

睡眠品質不佳，控制食慾的賀爾蒙就會減少，促進食慾的賀爾蒙增加，人就會變得無法控制食慾。睡前攝取蜂蜜，可以穩定睡眠時的血糖、提升睡眠品質。除此之外也能控制白天的食慾暴走。

蜂蜜有很多種類，如果想幫助減重，一定要選擇純正的蜂蜜。其中，相思樹蜂蜜是血糖上升最和緩、減重效果最好的種類。每天1～2茶匙的量就能幫助你有效率地減重。

只要依樣畫葫蘆即可！

〈 COLUMN 3 〉

易瘦調味料的 14天減重菜單

晚	午	早	WEEK 1
●雜糧飯 ●燉煮鰈魚（P40） ●沙拉 ●味噌湯	●和風莫札瑞拉起司油豆腐披薩（P67） ●海帶湯	●全麥麵包 ●荷包蛋 ●萬能番茄橄欖油（P72）+鹽味沙拉 ●納豆 ●黃豆粉優格	第 1 天
●雜糧飯 ●涮豬肉海帶芽沙拉（P77） ●味噌湯	●海帶芽料多多蕎麥麵佐豆漿沾醬（P60） ●鯖魚罐頭拌青椒	●雜糧飯 ●荷包蛋 ●芝麻拌波菜（P42） ●泡菜納豆 ●優格	第 2 天
●雜糧飯 ●薑燒雞胸肉（P38）+沙拉 ●味噌湯	●魩仔魚高麗菜檸檬義大利麵（P71） ●豆腐海帶湯	●雜糧飯 ●荷包蛋 ●味噌優格米糠醃漬風味菜（P27） ●泡菜納豆 ●優格	第 3 天
●雜糧飯 ●扁爐火鍋佐柑橘醋醬汁（P77）	●燕麥奶義式燉飯（鮭魚+波菜+菇類） ●湯 ●檸檬寒天飲（P46）	●全麥麵包 ●荷包蛋 ●和風馬鈴薯健康沙拉（P62）+綠色沙拉 ●泡菜納豆 ●優格	第 4 天
●雜糧飯 ●香料鹽炒蝦（P75） ●清炒花椰菜	●雜糧飯 ●印度風味烤雞（P64） ●沙拉 ●海帶湯	●雜糧飯 ●荷包蛋 ●沙拉（食鹽+亞麻仁油） ●醋漬洋蔥（P20）+泡菜納豆 ●優格	第 5 天
●雜糧飯 ●梅子油拌雞胸肉 ●韓式純豆腐湯（P53）	●雜糧飯 ●鮭魚蘆筍冷盤 ●魔女湯（蔬菜番茄湯） ●維他命水果凍（P47）	●全麥麵包 ●荷包蛋 ●溫沙拉+不死甜的柑橘醋（P76） ●泡菜納豆 ●優格	第 6 天
●雜糧飯 ●微辣海鮮番茄湯（P52）	●雜糧飯 ●起司薄片雞肉 ●配菜沙拉 ●牛蒡濃湯（P63）	●全麥麵包 ●荷包蛋 ●香料鹽（P74）+亞麻仁油沙拉 ●泡菜納豆 ●優格	第 7 天

在味覺細胞更新的兩個星期之間，
使用易瘦調味料製作飲食，替換易胖味覺吧！

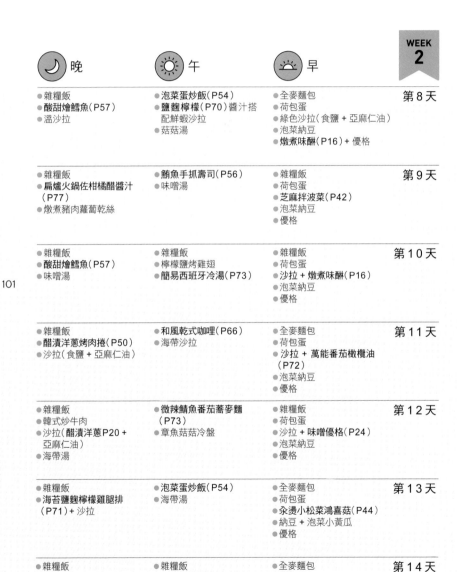

晚	午	早	WEEK 2
●雜糧飯 ●酸甜燴鱈魚（P57） ●溫沙拉	●泡菜蛋炒飯（P54） ●鹽麴檸檬（P70）醬汁搭配鮮蝦沙拉 ●菇菇湯	●全麥麵包 ●荷包蛋 ●綠色沙拉（食鹽＋亞麻仁油） ●泡菜納豆 ●燉煮味醂（P16）＋優格	第8天
●雜糧飯 ●扁爐火鍋佐柑橘醋醬汁（P77） ●燉煮豬肉蘿蔔乾絲	●鮪魚手抓壽司（P56） ●味噌湯	●雜糧飯 ●荷包蛋 ●芝麻拌波菜（P42） ●泡菜納豆 ●優格	第9天
●雜糧飯 ●酸甜燴鱈魚（P57） ●味噌湯	●雜糧飯 ●檸檬鹽烤雞翅 ●簡易西班牙冷湯（P73）	●雜糧飯 ●荷包蛋 ●沙拉＋燉煮味醂（P16） ●泡菜納豆 ●優格	第10天
●雜糧飯 ●醋漬洋蔥烤肉捲（P50） ●沙拉（食鹽＋亞麻仁油）	●和風乾式咖哩（P66） ●海帶沙拉	●全麥麵包 ●荷包蛋 ●沙拉＋萬能番茄橄欖油（P72） ●泡菜納豆 ●優格	第11天
●雜糧飯 ●韓式炒牛肉 ●沙拉（醋漬洋蔥P20＋亞麻仁油） ●海帶湯	●微辣鯖魚番茄蕎麥麵（P73） ●章魚菇菇冷盤	●雜糧飯 ●荷包蛋 ●沙拉＋味噌優格（P24） ●泡菜納豆 ●優格	第12天
●雜糧飯 ●海苔鹽麴檸檬雞腿排（P71）＋沙拉	●泡菜蛋炒飯（P54） ●海帶湯	●全麥麵包 ●荷包蛋 ●汆燙小松菜鴻喜菇（P44） ●納豆＋泡菜小黃瓜 ●優格	第13天
●雜糧飯 ●味噌優格香煎豬肉菇菇（P58）＋沙拉 ●味噌	●雜糧飯 ●章魚菇菇冷盤 ●清爽的莫札瑞拉起司雞肉沙拉（P48）	●全麥麵包 ●荷包蛋 ●柳橙紅蘿蔔絲沙拉（P75） ●綠色沙拉 ●泡菜納豆 ●優格	第14天

WEEK 1

主食不用減量也OK ！調味比量更重要

先調整一日三餐的節奏，
然後養成使用一種易瘦調味料的習慣。
如果太忙，可以簡單淋上醬汁就好。

第一天

晚餐

- 雜糧飯
- 燉煮鰈魚 ➡ P40
- 沙拉
- 味噌湯

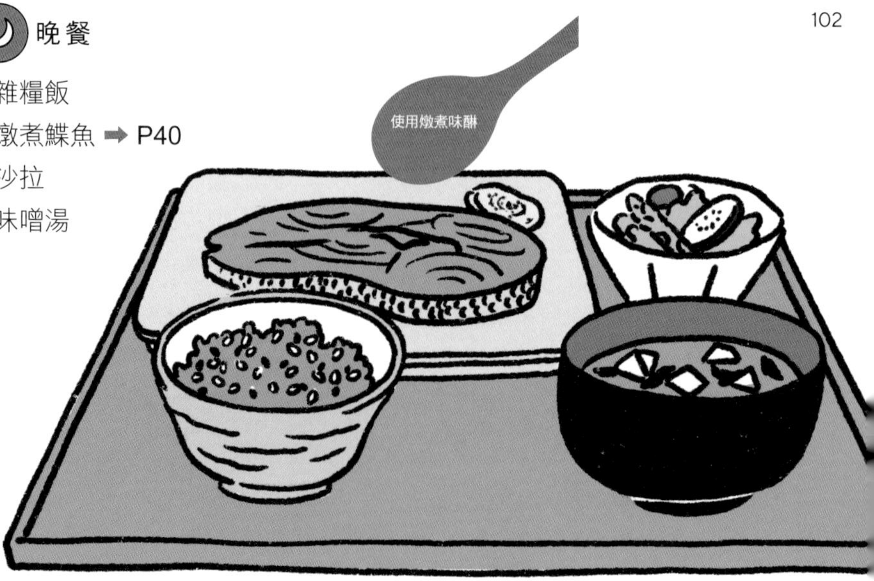

第二天

午餐

- 海帶芽料多多蕎麥麵佐豆漿沾醬 ➡ P60
- 鯖魚罐頭拌青椒

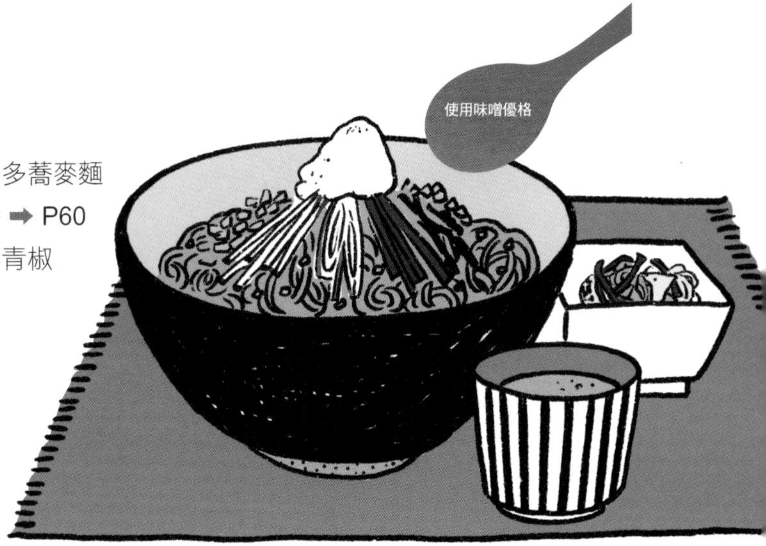

第三天

早餐

- 雜糧飯
- 荷包蛋
- 味噌優格米糠醃漬風味菜 ➡ P27
- 泡菜納豆
- 優格

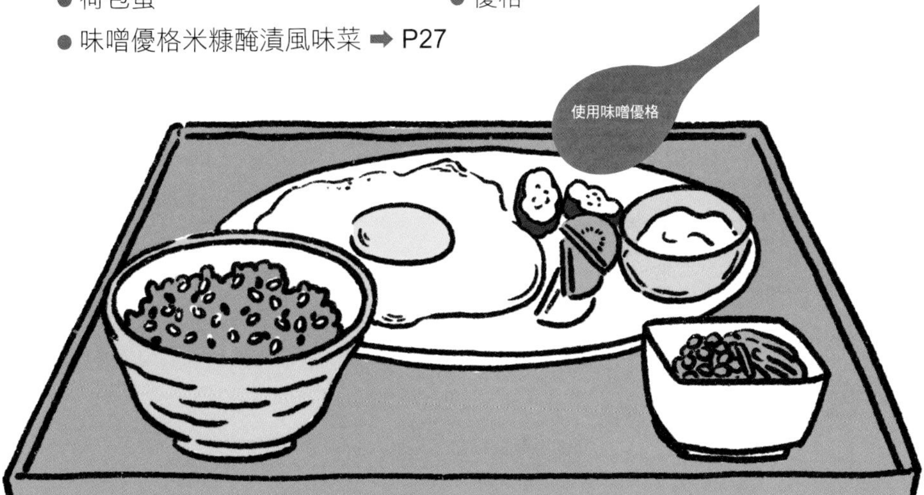

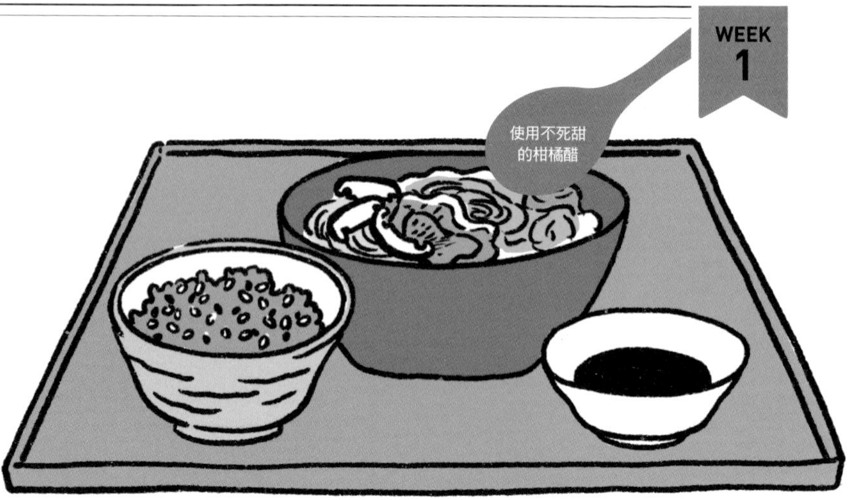

第四天

晚餐

- 雜糧飯
- 扁爐火鍋佐柑橘醋醬汁 ➡ P77

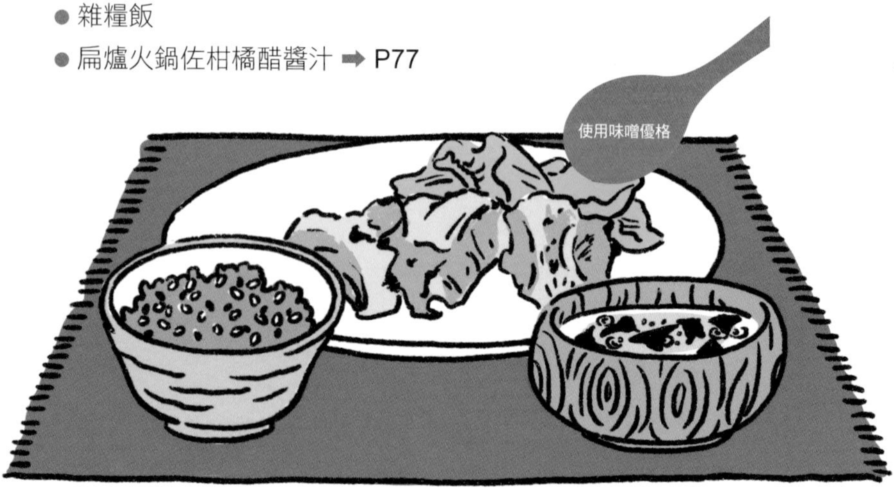

第五天

午餐

- 雜糧飯
- 印度風味烤雞 ➡ P64
- 沙拉
- 海帶湯

第六天

早餐

- 全麥麵包
- 荷包蛋
- 溫沙拉＋不死甜的柑橘醋
  ➡ P76
- 泡菜納豆
- 優格

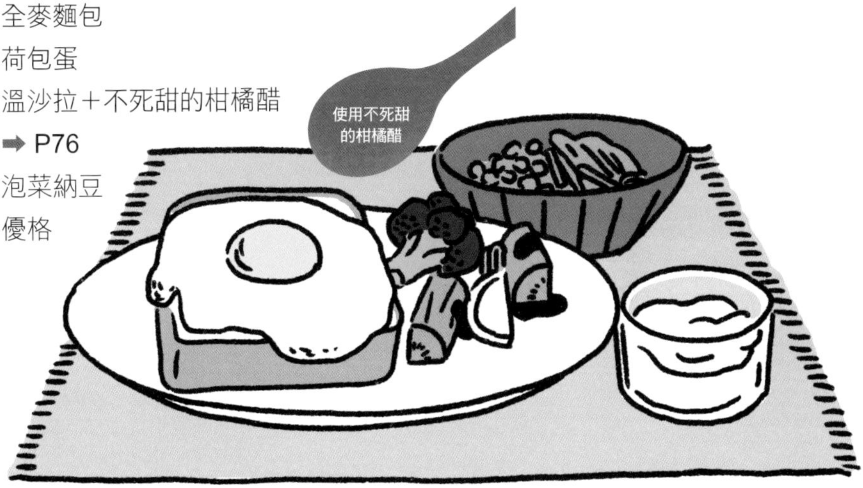

第七天

晚餐

- 雜糧飯
- 微辣海鮮番茄湯 ➡ P52

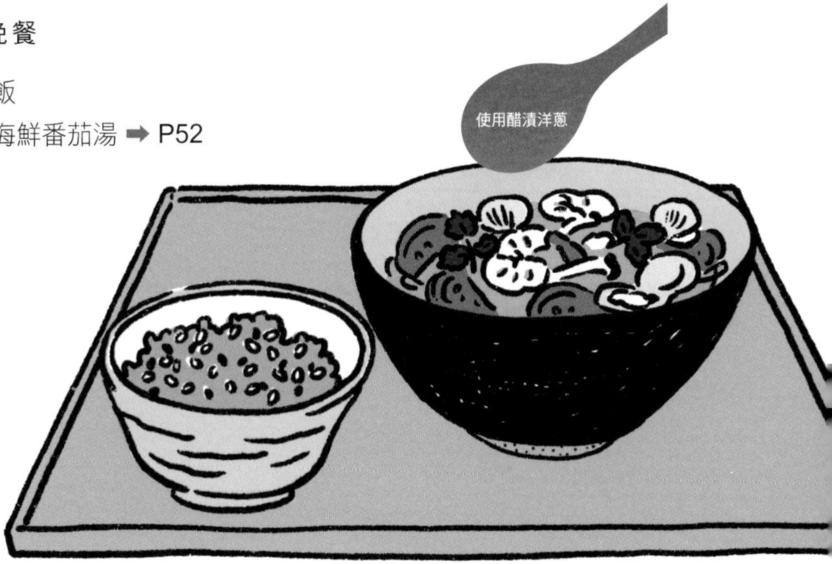

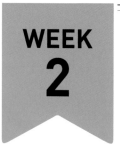

WEEK 2

是改變味覺的時候了。
打造自動避開易胖食物的身體吧！

很想吃炒飯或丼飯的時候，
只要用「易瘦調味料」就沒問題。
請在 P6 確認味覺的變化吧！

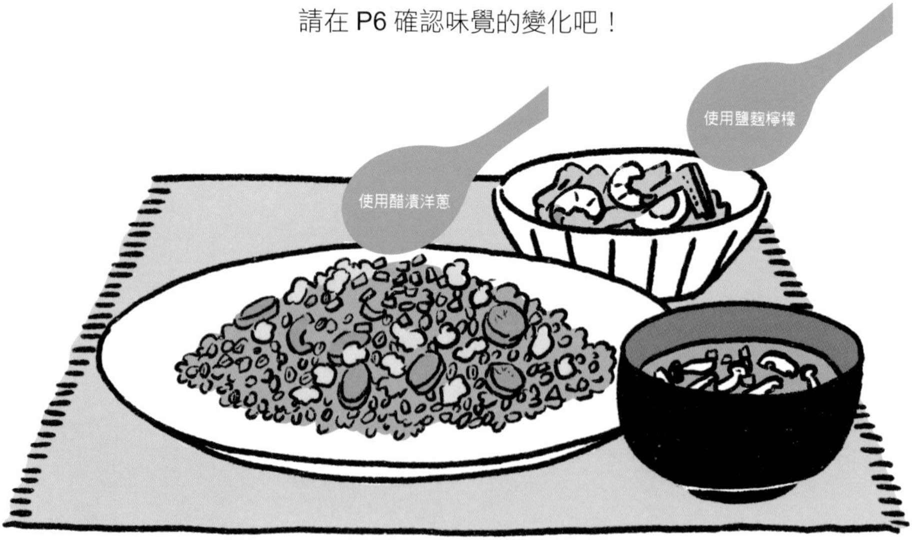

第八天

午餐

- 泡菜蛋炒飯 ➡ P54
- 鹽麴檸檬醬汁搭配鮮蝦沙拉
- 菇菇湯

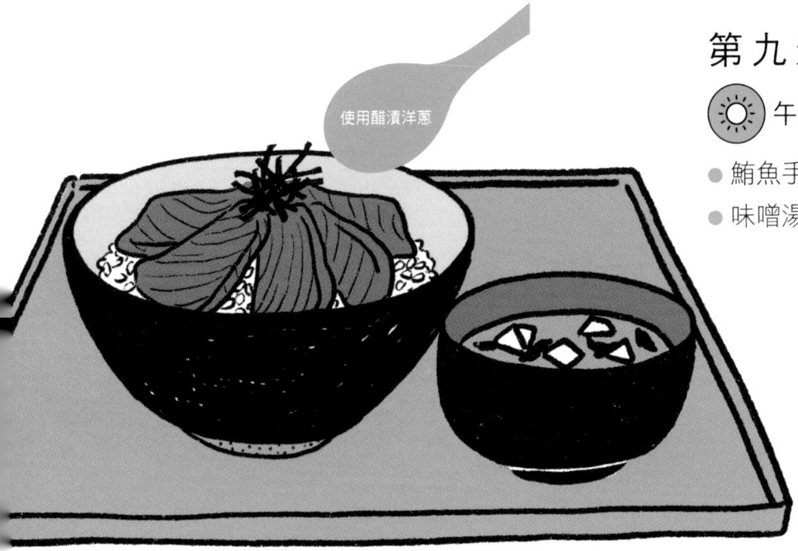

第九天

午餐

- 鮪魚手抓壽司 ➡ P56
- 味噌湯

第十天

晚餐

- 雜糧飯
- 酸甜燴鱈魚 ➡ P57
- 味噌湯

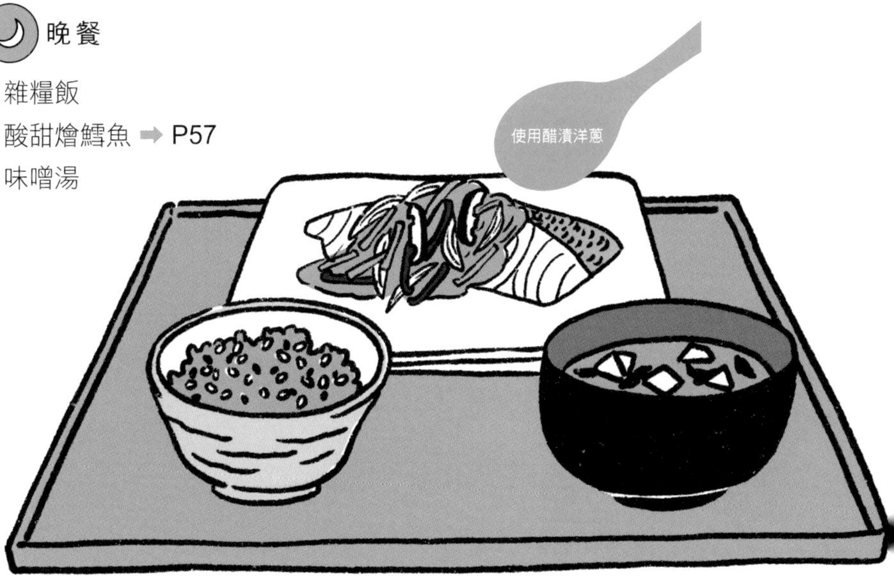

第十一天

午餐

- 和風乾式咖哩 ➡ P66
- 海帶沙拉

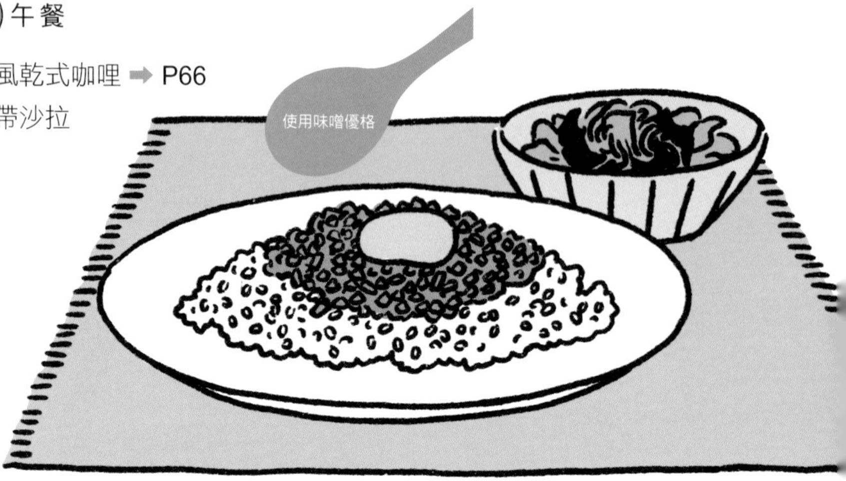

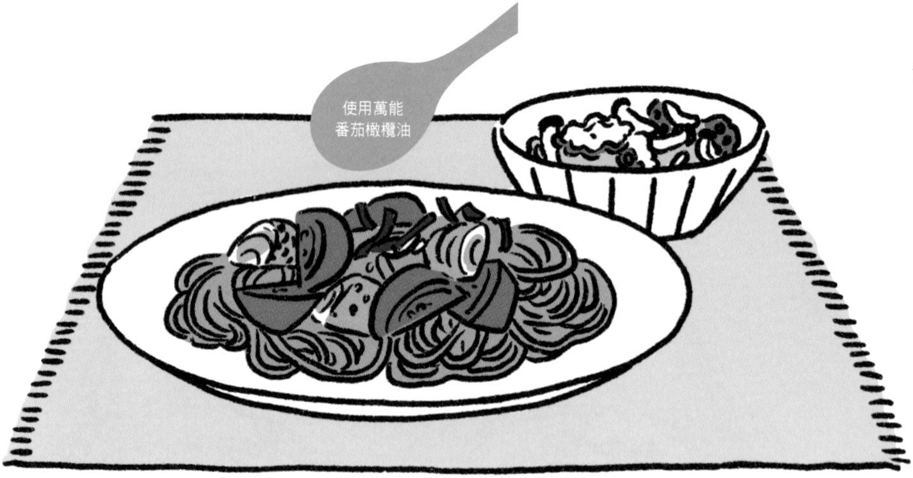

第十二天

午餐

- 微辣鯖魚番茄蕎麥麵 ➡ P73
- 章魚菇菇冷盤

第十三天

晚餐

- 雜糧飯
- 海苔鹽麴檸檬雞腿排 ➡ P71 ＋沙拉

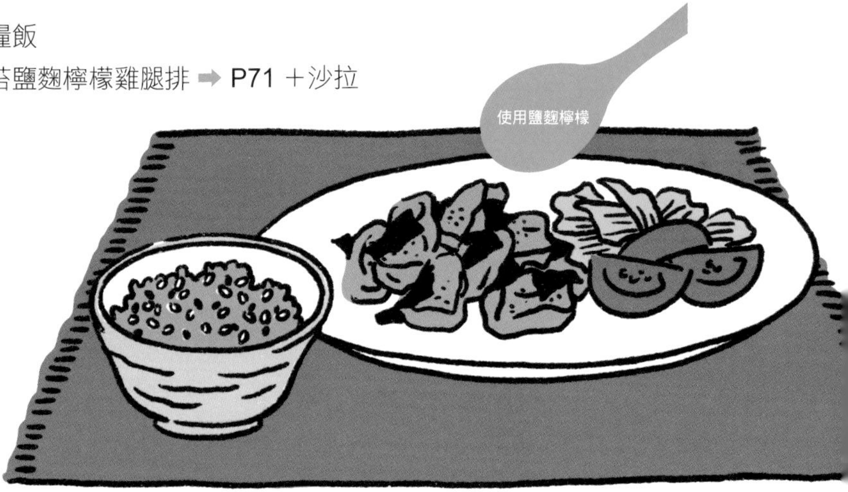

第十四天

晚餐

- 雜糧飯
- 味噌優格香煎豬肉菇菇 ➡ P58 ＋沙拉
- 味噌湯

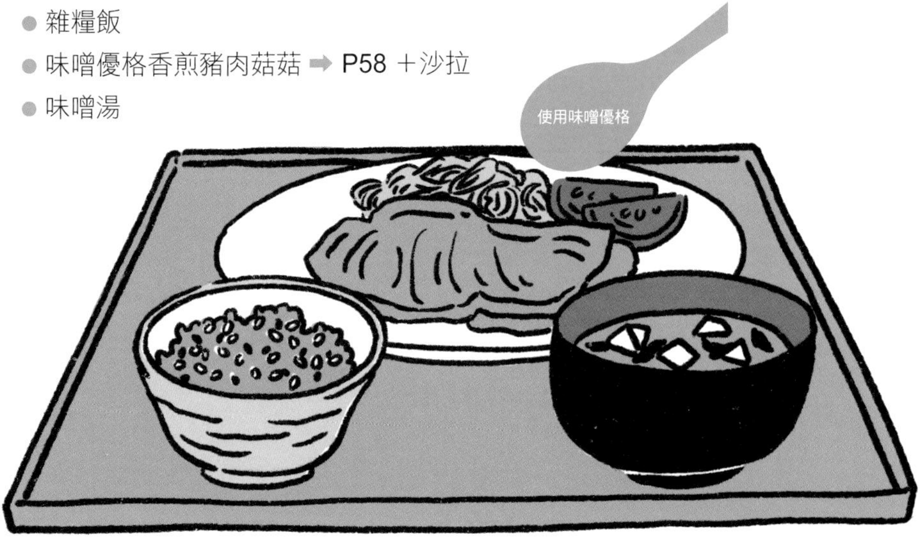

後記

調整好飲食，你的人生就會一帆風順！

感謝您讀到最後。如同本書開頭提到的，以前的我挑戰過各種減重方法，在不斷重複復胖的狀態下，我對自己一直都很沒自信。過去我經常抱著負面想法，就算有想做的事情也不敢邁出第一步。當我工作很忙，有壓力的時候，只要碰到長假連休就會亂吃，體重變重之後又覺得自己很沒用，甚至在體重機上落淚。後來體脂率超過標準值，達到30％左右。為了減輕一點體重，我硬吞下便祕藥勉強排泄，用飲料代替正餐，每天晚上還到健身房跑十公里、做肌力訓練。

然而，我的體型幾乎沒有改變……精神和肉體都已經被逼到極限。貧血、經前症候群PMS、怕冷、肩膀痠痛、頭髮分岔、斷髮、毛孔粗大、膚色不均、雀斑、痘痘等症狀每天都出現。而且自我否定感越來越強烈，甚至覺得「自己已經沒有希望了」。回首當時的狀況，我覺得那個時候應該已經處於輕度憂鬱的狀態了。

當我踏上預防醫療之路後，便以保健師的身分在市公所、健檢診所為民眾做飲食指導。生活習慣病、代謝異常等都是因為生活習慣引起的。不改善習慣，真的很難讓代謝功能恢復，而且要花很多時間，所以大部分的患者都不太順利。在面對工作的困難時，又有悲劇襲來。在成為保健師一年後，我流產了。我每天都在自責。後來在一個小小的機緣之下，我告訴自己「不能再這樣下去」，先改變調味料，從改善自己的飲食開始。

結果不到一年，體重就減到比二十幾歲的時候瘦十二公斤，情緒也很穩定，後來也成功懷孕生子。今後希望能以我自己的經驗出發，透過改善飲食，讓大家從減重的束縛中得到解脫。

當你想吃東西時，先從改變調味料開始，讓食物變得富含營養，慢慢成為減重班的畢業生吧！

松田理惠

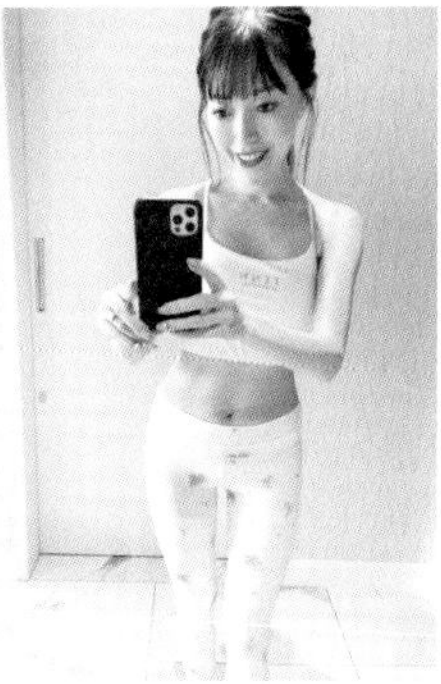

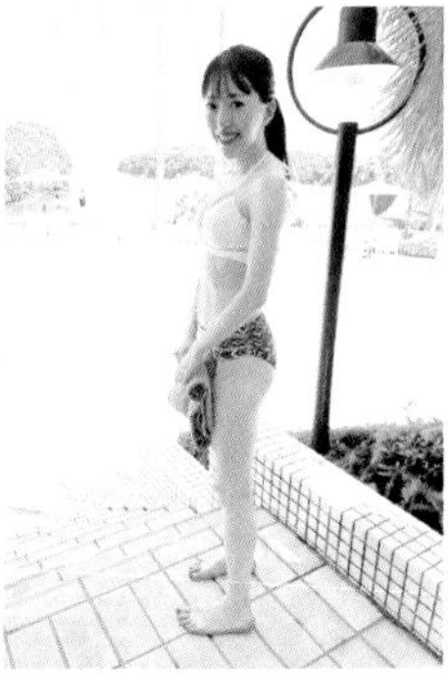

高寶書版集團
gobooks.com.tw

CI 160
調味料瘦身法
兩週重整「易胖味覺」！日本保健師教你三餐吃飽又燃脂
1日1杯でデブ味覚をリセット！やせ調味料ダイエット

作　　者　松田理惠（松田リエ）
譯　　者　涂紋凰
責任編輯　陳柔含
封面設計　黃馨儀
內頁排版　賴姵均
企　　劃　鍾惠鈞

發 行 人　朱凱蕾
出　　版　英屬維京群島商高寶國際有限公司台灣分公司
　　　　　Global Group Holdings, Ltd.
地　　址　台北市內湖區洲子街88號3樓
網　　址　gobooks.com.tw
電　　話　（02）27992788
電子信箱　readers@gobooks.com.tw（讀者服務部）
傳　　真　出版部（02）27990909　行銷部（02）27993088
郵政劃撥　19394552
戶　　名　英屬維京群島商高寶國際有限公司台灣分公司
發　　行　英屬維京群島商高寶國際有限公司台灣分公司
初版日期　2024年5月

Original Japanese edition published by Magazine House Co., Ltd., Tokyo.
This Complex Chinese language edition published by arrangement with Magazine House Co., Ltd., Tokyo in care of Tuttle-Mori Agency, Inc., Tokyo, through JIA-XI BOOKS CO LTD,, New Taipei City

國家圖書館出版品預行編目(CIP)資料

調味料瘦身法 : 兩週重整「易胖味覺」!日本保健師教你三餐吃飽又燃脂 / 松田理惠著 ; 涂紋凰譯. -- 初版. -- 臺北市 : 英屬維京群島商高寶國際有限公司臺灣分公司, 2024.05
面 ;　公分. --（嬉生活 ; CI160）

譯自 : 1日1杯でデブ味覚をリセット！ : やせ調味料ダイエット

ISBN 978-986-506-942-1（平裝）

1.CST: 減重 2.CST: 食譜 3.CST: 調味品

411.94　　113003255